『命は誰のものか 増補改訂版』　正誤表

本文に誤りがありましたので、下記の通り訂正するとともにお詫び申し上げます。

4ページ　8-9行目
誤）ソフォクレス
正）プロタゴラス

命は誰のものか
増補改訂版

香川知晶

ディスカヴァー
携書
227

はじめに

私たちはどのような時代を生きているのだろうか。

本書の出発点には初版でも述べたこの問いがあることは、今回の増補改訂版でも変わらない。初版ではその問いに続けて、次のように書いた。

このところ、「〇〇倫理」という言葉をしばしば耳にする。マスコミでは、政治倫理、企業倫理、メディア倫理などといった言葉はおなじみのものだろう。そうした言葉は、なにか問題が起きたときの掛け声のようなもので、空疎な常套句にすぎないのかもしれない。だが、漠然と、倫理といったものが必要だという気分が漂っているのは、事実であるように思う。

そうした雰囲気を受けて、倫理学では、応用倫理学と呼ばれる分野が急速に成長し、さまざまな倫理が提唱されつつある。たとえば、生命倫理、環境倫理、ビジネス倫理に始まって、情報倫理、工学倫理、スポーツ倫理、さらには、遺伝子倫理、脳神経倫理、ナノ倫理、ロボット倫理といった具合に、言葉を見ただけでは、内容がにわかには想像しにくいものまで登場している。「なんでも倫理症候群」とでもいいたくなるほど、「○○倫理」が大はやりなのだ。どうやら、現代は「倫理的な時代」らしいのである。

しかし一〇年もたってみると、「○○倫理」の流行はすっかり影を潜めている。今はなんでもフェイクといってやり過ごすことができそうな雰囲気が世界中、上から下まで漂っている。あたかも古代ギリシアでソフィストたちが活躍した時代のようだ。その代表者ソフォクレスは「人間は万物の尺度である、あるものについてはあるということの、ないものについてはないということの」という人間尺度論で有名だ。その言葉の意味は、世の中には正しいことなどはさっぱり見当たらず、存在しているものについても、存在していないものについても、私が思った通り、言い張った通りのことだけが本当だというのである。尺度となる人間は個々ばらばらの「私」なのだ。こうなると、何についても「人それぞれ」だからで済まされてしまう。何がよいのか、何が正しいのかを考えようとすることは流行らないことになる。なんでもフェイクの「ポスト・トゥルース」の時代は倫理を語りにくい時代なのだ。

しかし、にもかかわらず、私たちの時代はやはり「倫理的な時代」と言わざるを得ないと思われる。倫理がさかんに語られるのは、社会がそれまで通りにはいかず、息苦しくなっているような時代である。少なくとも歴史を振り返ってみると、「倫理的な時代」はいずれも価値観の大きな変動期にあたっていた。つまり、それまで当然だと思っていた考え方や生き方が大きく揺らぎ、どう考え、どう生きたらよいのかわからないようなときに、倫理は求められてきたのだ。わたしたちが生きている現代は、そうした時代である可能性が高い。

この場合、一番の問題は、変動期の人間には、先が容易に見通せないことである。現在は、過去の歴史的な事例とは違って、どのような結果が待ち受けているか、あらかじめ知ることはできない。わたしたちは、そうした不確かさのなかで、現在を生きていかざるをえない。加えて、二〇二〇年から世界は新型コロナウイルス感染症のパンデミックに見舞われ、その先を見通すことはさらに難しくなっている。経済優先でグローバル化の進んだ世界では、同じようなパンデミックに短いサイクルで定期的に襲われる可能性が高い。

もちろん、こうした周期的にパンデミックが繰り返される世界でも、わたしたちが新たな未来を切り開くのだと積極的にいってみることはできるかもしれない。しかし、そうした積極的な態度や発言が簡単にはできないことこそが「倫理的な時代」の特徴である。直線的に正解が出てくるわけではなく、ああかこうか、ああでもない、こうでもないと悩まざるを得ない。とりあえずできるのは、なにが起きつつあるのか、どのような問題が出てきているのかを知り、考えていくことである。それがまずは、現在を生きるということであるはずだ。

この本は、そうした意味で、生命倫理と呼ばれるさまざまな話題をとりあげて、現在を生きることを試みたものだ。現在、人間の生命をめぐって、どのような問題が生まれ、どのような議論があり、なにが問われているのか。問題は、さまざまな価値の大本にあるわたしたちの命にかかわっている。そこには、現在の社会が直面している課題が典型的に示されている。

とりあげるのは、一四の問いである。それが、目次に示したように、各章のタイトルになっている。

まず第一章では、医療資源の配分論と呼ばれる問題をとりあげ、生命倫理の問いの基本的な特徴を考えてみる。第二章では、その関連で、「コロナ・トリアージ」の問題を取り上げる。

続く第三章から第七章までは、人間の誕生、生命の始まりの場面を扱っている。中心となるのは、障がいや検査技術（第三章・第四章）、「強制不妊救済法」と優生思想（第五章）、不妊治療として急速な発達を見せてきた生殖技術（第六章・第七章）をめぐる問題である。

後半は、生命の終わり、人間の死に場面を移し、治療停止や安楽死の問題（第八章・第九章）から始めて、「人生会議」と呼ばれる日本版ＡＣＰ（アドバンス・ケア・プランニング）の問題（第一〇章）を経て、二〇〇九年に法律が改正された脳死臓器移植に関するさまざまな問題をとりあげる（第一一章・第一二章）。

終わりの二章（第一三章と第一四章）では、脳死臓器移植やゲノム編集技術をめぐる問題を受けながら、いわば全体のまとめとして、生命倫理と呼ばれる議論がどのようなものであったのか、また、なにを問うべきなのかを考えることにしたい。

ここでとりあげる多様な話題を通して、右に述べたような意味で、現在を生きるきっかけに本書がなることを期待している。

命は誰のものか　増補改訂版――◉目次

第二章　あなたは、パンデミックの状況では患者に優先順位をつけてもやむを得ないと思いますか？

——COVID‐19トリアージの問題

第三章　あなたは、生まれてきた子に重い障がいがあったとしたら、治療に同意しますか？　そのまま死なせますか？

——障がい新生児の治療停止

第四章 あなたは、生まれてくる子どもに障がいがあるとわかったとき、その子を産みますか？
――「不幸な子どもを生まない運動」と「間違った命」訴訟

第五章　あなたは、悪質な遺伝子があるとしたら、それを断つべきだと思いますか？

――ＮＩＰＴ・強制不妊救済法・相模原事件・優生思想

第六章　あなたは、代理出産を依頼しようと思いますか？

――生殖技術の展開と自然主義ＶＳ契約主義

第七章　あなたは、自分の子ども同士の臓器移植を決めることができますか？

――自己決定と子どもの権利

第一〇章　あなたは、「人生の最終段階」について何を語りますか？
――日本版ACP「人生会議」

第一三章　あなたの命は誰のものですか？
——医療技術の進歩と人間の生命

第一四章　あなたは将来、どのような世界を望みますか？
——科学技術が見せる世界とわたしたち

第一章

あなたは、薬や医療設備が足りないとき、治療する人を選んでもいいと思いますか？あなたなら、誰を選びますか？

――生命倫理、最初の問題

問題の始まり

あなたは医師で、致死的な病気をかかえる二人の患者を担当していたとしよう。そのごくまれな病気には有効な治療法がなく、あなたには打つ手がなかった。

ところがそこに、画期的な新薬が開発され、あなたのもとに届けられる。ただし、新薬は原材料となる植物がきわめて少ないこともあって、一人分しかなかった。それを半分に分けて二人の患者に使っても、効かないことがわかっている。治療できるのは二人の患者のうち、一人だけである。さて、あなたはどうするだろうか。

現代における人間の命をめぐる問い、生命倫理と呼ばれる議論は、この架空の話に似た出来事から始まった。

生命倫理にあたるバイオエシックスという言葉が作られ、アメリカで議論が開始されたのは一九七〇年代に入ってからのことだ。しかし、問題の始まりは、一九六二年のアメリカのシアトルにさかのぼる。最初の問題は腎臓の透析器をめぐるものだった。

図表１　日本の慢性透析患者数の推移

年	患者数(人)	年	患者数(人)
1970	949	2005	257,765
1975	13,059	2010	298,252
1980	36,397	2011	304,856
1985	66,310	2015	324,966
1990	103,296	2016	329,609
1995	154,413	2017	334,506
2000	206,134	2018	339,841

日本透析医学会統計調査「わが国の慢性透析療法の現況（2018年12月31日現在)」による。

腎臓は握りこぶしくらいの大きさの空豆のような形をした臓器で、腰の辺りに左右一対ある。さまざまな機能があるが、特に重要なのは尿を作る働きである。腎臓は尿を作りながら、体にたまった老廃物や余分な物質を排出し、必要な物質は外に出さないようにしている。腎臓が働かなければ、人間は生きていけない。腎不全が進行して尿を作る働きが一割以下に低下すると、透析の導入を考える必要が出てくることになる。

現在、日本では、腎臓の透析を受ける人が増加している。患者は毎年増え続けており、一時はそこまでは行かないかもしれないとされた三〇万人という患者数を二〇一一年にはあっさりと超えてしまった(図表1　日本の慢性透析患者数の推移)。高齢化とともに、糖尿病の三大合併症の一つ、糖尿病性腎症が増えてきたことが大きな原因である。それが医療

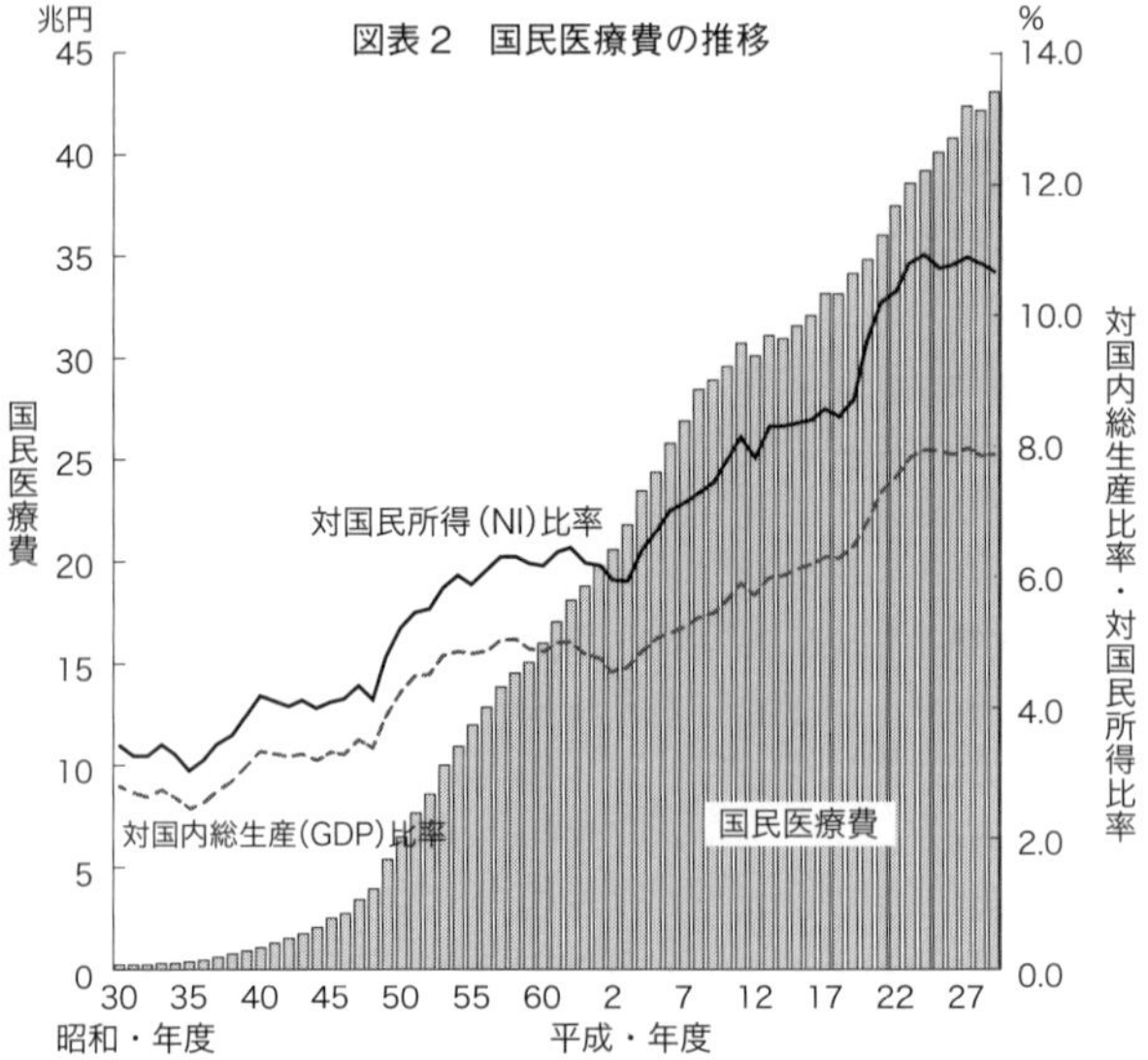

年次（年度）	国民医療費（億円）	対前年度増減率（％）	国民医療費の国民所得に対する比率（％）
1975（昭和50）	64,779	20.4	5.22
1985（昭和60）	160,159	6.1	6.15
1990（平成2）	206,074	4.5	5.94
1995（平成7）	269,577	4.5	7.12
2000（平成12）	301,418	△ 1.8	7.81
2005（平成17）	331,289	3.2	8.55
2010（平成22）	374,202	3.9	10.34
2013（平成25）	400,610	2.2	10.70
2014（平成26）	408,071	1.9	10.75
2015（平成27）	423,644	3.8	10.86
2016（平成28）	421,381	△ 0.5	10.77
2017（平成29）	430,710	2.2	10.66

厚生労働省『平成 29 年度　国民医療の概況』（2019 年（令和元年）9 月 25 日）による。介護保険制度の施行に伴い、2000 年（平成 12 年度）からは介護保険の適用となった費用は統計から除外。

費を増大させ、健康保険制度を圧迫しているといわれている（図表2　国民医療費の推移）。

現在の治療では、透析を毎週三回、四〜五時間かけて行うことが多いようだ。透析は開始されると、基本的に一生、続けなければならない。透析で、腎不全が治るわけではないからだ。透析に関わる医療費の総額は透析治療の大部分を占める外来血液透析で患者一人あたり月に約四〇万、年間五〇〇万円ほどだとされる。患者数が増え続けているのだから、たしかに大変である。

患者にとっては、透析には時間がかかるだけではなく、合併症の問題や食生活の制限などもあって、負担は少なくない。金銭的には、健康保険とその他の医療費助成によって、自己負担はほとんどないし、在宅での透析もできるようにはなってきたとはいっても、透析はしないにこしたことはない。そのため、専門家は、生活習慣病などによって腎不全が進行しないよう、日頃の節制の大切さを強調する。それが、患者の増加で逼迫してきた健康保険制度を維持する観点からも、重要だというわけだ。さらには、開始した透析治療を中止して問題となった事例も登場している。

このように現在日本でも話題となっている透析器が、生命倫理の最初の問題を生み出した。

透析器は体外に取り出した血液から老廃物を取り除いて、きれいにする器械である。これを、一九六〇年、慢性の腎臓病患者用に開発したのは、ワシントン州立大学のスクリブナー医師だった。透析器の原型は、すでに第二次大戦中のオランダで、急性の腎臓病患者用に登場していた。それを、スクリブナーは、慢性の患者にも使うことを考えたのである(図表3『ライフ』の記事に付せられたスクリブナーの透析器の模式図)。

当時、腎臓病の専門家にとっては、つらい状況が続いていた。腎不全が進行し、末期になると、有効な治療法がなく、医師は患者が亡くなるのを見守るしかなかった。スクリブナーもそうした専門医の一人だった。スクリブナーは器械を開発すると、ただちに死期が迫っていた自分の患者で実験を開始した。成果は上々で、患者は亡くならずにすんだ。

こうして、末期の腎不全患者が救われる道が開かれた。スクリブナーは、一九六二年、大学の附属病院内にシアトル人工腎臓センターを開設し、本格的に治療を開始することになる。当初、ベッド数九、透析器は三台だったという。

「彼らは、誰が生き、誰が死ぬのかを決定する」

スクリブナーの透析器は、写真週刊誌『ライフ』がとりあげたことで広く知られることになる。記事を書いたのは、シアトルに長期間滞在して取材した女性記者シャーナ・ア

図表３『ライフ』の記事に付せられたスクリブナーの透析器の模式図

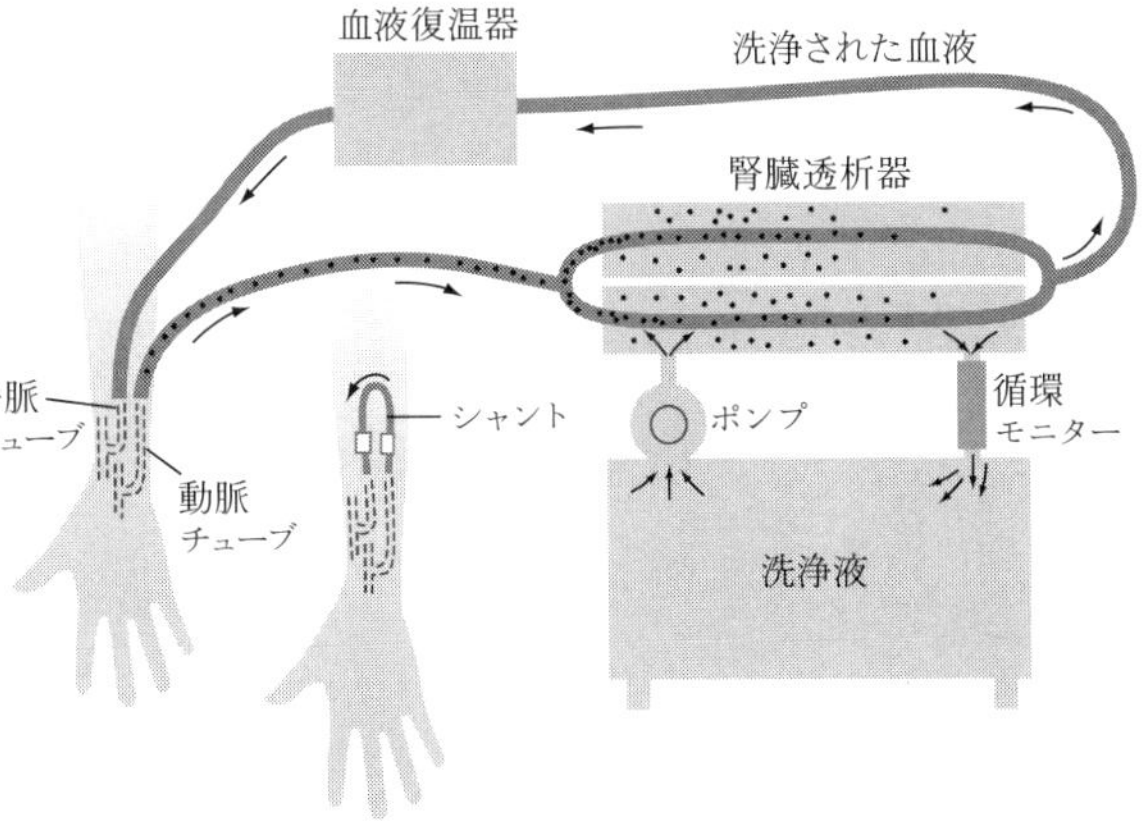

二本ある腕の左側が透析時。動脈→透析器→静脈の順で、血液透析が行われ、透析が終われば、Ｕシャントと呼ばれるチューブを腕に装着する（Life, 9 Nov. 1962)。

レグザンダーである。「彼らは、誰が生き、誰が死ぬのかを決定する」と題された記事は、センター開設の年の一一月に雑誌に掲載された。

アレグザンダーは、センターで治療を受けていた三七歳のジョン・マイアズの日常を淡々と追っている。妻と三人の子どものいるマイアズの日常は、平均的な会社員の生活とほとんど変わらない。ただ、週二回、仕事の後にシアトル人工腎臓センターに入院し、一〇時間から一二時間かけて透析を受け、翌朝、再び仕事場に向かうのである。

ところが、こうした生活を送るマイアズも、ほんの少し前までは、腎不全が進行し、助かる道はないと思われていた。

ベッドから起き上がれないようにさえなっていた。そのマイアズが、透析器の登場によって、仕事に復帰するまでになる。腎臓の透析器は「医学の歴史における最初の真の人工臓器」であり、医学の進歩のすばらしさを示すものだった。

しかし、『ライフ』の記事は、医学の進歩の陰に大きな問題も隠れていることを指摘していく。問題は、治療する患者の選抜にあった。「彼らは、誰が生き、誰が死ぬのかを決定する」という奇妙なタイトルは、その問題を暗示していた。

誰を治療するか

治療する患者を誰にするのか。スクリブナーには、そのことが大きな問題となることが、センターの開設前からわかっていた。患者数に比べ、開発されたばかりの透析器の台数は明らかに不足していた。そこでスクリブナーは、委員会を設置して、治療する患者を決めてもらうことにした。選抜は二段階で行うように考えられた。

第一段階は、専門医の委員会が医学的な観点から患者を選び出す。患者の病気が透析器の治療を必要としているかどうか、また、患者が長時間にわたる治療に耐えられるのかどうか、といったことを判定するのである。

しかし、医学的観点から選び出しても、選抜された患者全員を治療することはなお不可能だった。

そこで、スクリブナーは、最終的な選抜を匿名で無報酬の市民七名からなる委員会に委ねることにした。委員会は、弁護士、牧師、銀行家、主婦、公務員、労働者代表、外科医から構成された。裁判の陪審員制度が定着しているアメリカならではの発想だろう。

委員会での討論の詳細は公表されていない。しかし、アレグザンダーは個別のインタビューによって、委員たちのさまざまな考え方とともに、委員会でどのような基準が採用されたのかを明らかにした。市民の委員会での選抜では、基準は医学以外のところに置くしかない。第一段階で医学的な基準による患者選抜はすでに終わっていたからだ。

病院は州立大学の附属病院で、州の税金が投入されていた。まず、委員会は、患者を州民に限ることにした。そのため、委員たちは後に、他州から来ていたある医師の妻が選に漏れ、亡くなったことを知らされることになる。取材に応えたある委員は、その基準はたいして根拠がないかもしれないが、ともかくわれわれは選ばなければならなかったのだと述べている。

続いて委員会では、さまざまな条件が検討された。治療のために引っ越す資産があるかどうか、治療後に仕事に復帰できるかどうか、社会に対する貢献の可能性の高さ、教会の活動に積極的かどうか（これは品性と道義心の尺度になると委員の一人は語っている）、資産があれば患者が亡くなっても家族は困らないのではないか、残される妻が若ければ再婚の可能性が出てくるのではないか等々である。

たとえば、ジョン・マイアズは腎臓病の種類や長時間の透析に耐える精神力などから、治療に対する医学的適性が認められていた。しかし、ポイントを握ったのは、彼があまり資産をもたない一家の大黒柱で、亡くなれば家族四人が路頭に迷うことだった。治療を受けなければそうした事態は回避され、社会の負担は少なくてすむはずだと判断されたのである。

こうした基準からすれば、男性患者が圧倒的に有利だった。当時、女性は家にいるものだったからだ。『ライフ』の記事は、たくさんの子どもをもつ父親で、財産を失ってから、他の男性の候補者がもっとも少ない時期に病気になるのが一番いいことになりそうだと皮肉っている。アレグザンダーは、委員会の基準を認めるにしても、それで本当に適切な選抜が行われたといえるのか、きわめて懐疑的だった。

「神様委員会」

『ライフ』の記事は、ジョン・マイアズの言葉で締めくくられている。

「設備が無制限でない限りは、誰かが選び出さなくてはいけないとは思います。選んだ後で、そうした人は家路について、夜は眠らないといけないわけです。でも何と恐ろしい決定なんでしょう。それは神を演じる（play God）ようなものです。はっきりいって驚くのは、お医者さんたちがこうした仕事を進んで引き受ける七人の人を選ぶことができたことです」

「彼らは、誰が生き、誰が死ぬのかを決定する」という奇妙な記事のタイトルの「彼ら」は、いうまでもなく、第二段階の選抜を引き受けた委員会の委員を指している。委員会は誰を治療し、救うのかを最終的に決定した。それは、強くいえば、誰を死なせるのか、誰を殺すのかを決めるということにほかならない。

従来、人が生まれ、人が死ぬのは、人為を超えた自然の出来事、いってみれば神の思し召しによるものだった。特殊な状況を除けば、人間の手で人の生き死にを決定するようなことはなかった。そうした状況が、透析器という画期的な治療手段が登場することで、すっかり変わってしまった。救命の可能性が大きくなることで、人間は自らの手で人の生死を決定するように迫られたのである。

たしかに、マイアズがいうように、開発されたばかりの器械の台数が足りないのは、致し方ない事態である。しかし、だからといって、人間が人の生き死にを決定することは許されるのだろうか。それは「神を演じる」ことではないのか。

アレグザンダーの記事が出ると、多くの人は委員会の市民たちが「神を演じた」ことに大きなショックを受けた。委員会は、皮肉をこめて「神様委員会」と呼ばれることになった。

透析器の登場によって、末期の腎不全の患者の命が救われることになった。それはたしかにすばらしい医学の進歩である。だが、医療技術の進歩は、同時に、人間に「神を演じる」ことも強いる。進歩にともなう光と影、ここに生命倫理の典型的な問題がある。

誰かを選ぶのは、医師だけの問題ではなくなった

シアトル人工腎臓センターでは、画期的な治療法が死なせる患者の選択を迫ることにもなった。人びとは、そのことを『ライフ』で知り、ショックを受けた。

しかし、考えてみれば、医療では患者選抜は昔から行われていたはずである。少なくとも医学が日々進歩するとすれば、シアトルと同じことは常に起こりうる。新しい療法や器

械が登場する場合、最初から十分な量が確保されることはありえない。たとえば、冒頭の架空の例のような状況は、ペニシリンのような抗生物質が登場したばかりのころには、現実であったはずだ。特効薬を手にできた幸運な人は、誰かによって選ばれていたのである。

一般的に、医療資源は典型的な希少資源である。器械に限らず、薬にしても、人手にしても、医療資源がありあまるようなことは考えられない。常に医療資源は不足する。患者は、いつでも、何らかの形で、選抜されてきたのである。

にもかかわらず、神様委員会のことが報道される以前には、その問題に人びとの関心が集まることはなかった。理由は明らかだ。市民が神様になることはなかったからである。

辛らつな劇作で知られる英国のバーナード・ショウのお芝居に、『医師のディレンマ』という作品がある。一九〇六年に初演されたこの舞台では、善良な若い医師が患者に誠実なケアを続けるか、生活の資を得るために最新の手術もするかで悩むことになる。

ショウのお芝居では、医療資源の問題が主題だったわけではない。しかし、最先端の医療技術と学説がディレンマを生むのだという意識は、すでにはっきりと現れている。ショウはそうした新しい医療にきわめて批判的だった。

しかし、医療をめぐって悩むのは、題名にあるように、もっぱら医師の役回りだった。ディレンマに直面し、人知れず悩みながら、決定を下すのは、医師である。医療をめぐる選択の問題は医療の専門家の問題だった。そのことが、ショウの戯曲の題名にはよく示されている。そこでは、いわば医師だけが神様だった。

これに対して、シアトルのスクリブナーは第二段階の患者選抜を医療の専門家ではなく、一般の市民に委ねる決断をした。それは、医学の伝統からすれば、逸脱行為だったといえる。実際、『ライフ』の記事が出ると、仲間の医師たちはスクリブナーを強く批判した。スクリブナーは選択の重荷を市民に転嫁し、専門家としての責任を放棄しているというのである。批判を受けたスクリブナーは、その後、神様委員会を廃止している。患者の選抜は、再び専門家に委ねられたのである。

しかし、神様委員会を廃止しても、問題が消えるわけではない。それに、スクリブナーのもともとの判断、つまり患者選抜という問題は専門家の手にあまるものになったという認識は、問題の対象者が大幅に拡大したことを考えれば、基本的に正しかったというべきだ。もはや、医師が神を演じればよいというわけにはいかない。画期的な医療技術の登場は、医療とともに古い問題を専門家の世界から引きずり出す。ディレンマは医師のディレンマから、社会のディレンマに変わったのだ。

医療資源は希少資源であり、常に誰かが選ばざるをえない。そのあたりまえの現実が社会の問題でもあることを、シアトルでの出来事は思い知らせることになった。そこに、シアトル事件が生命倫理の最初の問題とされる真の理由がある。

生命倫理では、医療をめぐる問題は医療の専門家の問題というよりは、社会の一般の人びとの問題として考えられる。シアトル事件は最初のそうした例だった。問題は、人間の命をめぐっていかに社会が神を演じるのかというところにある。

生かすべきは、子どもが二人いる殺し屋か、独身のバイオリニストか？

生命倫理では、その後、資源配分論と呼ばれる議論が形成されてきた。そこでは、医療経済学の分析も参考にしながら、マクロ配分と呼ばれる国家予算に占める医療費の配分問題から始まって、シアトルの場合のように、誰を実際に治療するのかを決定するミクロ配分の問題にいたるまで、じつに広範囲の問題が扱われる。しかし、いずれの問題も答えを出すことは簡単ではない。

立場としては、シアトル事件のように治療に使える資源が限られている場合、必要とする患者数に見合う資源が確保されるまで、治療はしてはならないという主張もないわけではない。全員が助かるか、さもなくば全員が死ぬのが正しいという主張である。

しかし、実際にこの勇ましい説を唱えている人は、アメリカのある倫理学者くらいのものだ。資源が限られてはいても、救命の可能性があるとすれば、苦しくとも患者の選抜をしようと考えるのが普通だろう。では、その場合、どのような基準を立てればよいのか。

冒頭の話に似た、次の問題を考えていただきたい。

問一　いまこの病院には人工腎臓は二台しかなく、二人の患者しか治療できない。しかし、腎不全で死期が迫っている患者は五人で、神様委員会にただ一人出席したあなたが患者の選抜を依頼された。渡された患者の情報は、以下の通りである。あなたは、どうしますか。

患者	性	未既婚	年齢	子どもの数	職業
A	男	既婚	35	2	?
B	女	独身	28	0	?
C	男	既婚	38	3	?
D	女	既婚	32	1	?
E	男	既婚	30	0	?

問題には続きがある。

問二　次の会議でも、出席者はあなただけで、相変わらず五人の患者から二人を選ばなければならない。しかし、今度は、患者に関する情報が増えている。今度はどうしますか。

患者	性	未既婚	年齢	子どもの数	職業
A	男	既婚	35	2	マフィアの殺し屋
B	女	独身	28	0	コンサート・バイオリニスト
C	男	既婚	38	3	計理士（現在失職中で、横領の科で裁判中）
D	女	既婚	32	1	売春宿のマネージャー
E	男	既婚	30	0	人工腎臓開発に貢献した腎臓生理学の研究者

今度は、あなたはどう答えるだろうか。問一と問二で結論は同じだったろうか。

この問題は、ハワード・ブロディというアメリカの生命倫理学者の教科書（『医の倫理』東京大学出版会）にある有名な問題である。

アメリカで医学部の学生にこの問題を出したところ、問一のように患者に関する情報が少ないとくじ引きのようなランダム選択で選ぶという解答が多かった。しかし、情報が一つ増えると、ランダム選択ではなく、何らかの基準、たとえば問二では職業を見て決める学生が圧倒的多数となる。たしかに、この問題のように、職業欄に極端なものが並んでいると、それを考慮したくなるのが人情だろう。

●生命倫理、あてどない旅

ブロディの問題は一種のお遊びにすぎない。だが、その結果を見ても、選択が容易でないことはよくわかる。どういう情報を提示するかで、選択は大きく影響を受ける。唯一絶対に正しいといえるような基準はありそうもない。正解どころか、患者の情報をどこまで集めるのか、また、問題にどうアプローチすべきなのかということも明らかではないのである。

ポール・ラムジーというアメリカの生命倫理の先駆者は、神ならぬ人間が神を演じるとすると、ランダム選択以外に基準はないと主張している。神は義《ただ》しい人にも、義しくない人にも等しく雨を降らせ給う。人間からすると、神の選択は、人間的な善し悪しの基準を超えて、ランダムであるようにしか映らない。神を演じるとすれば、倣うべきはそうした神の選択以外にはないというのである。

たしかに、露骨な人為によって人の生死を左右するのは、誰でも避けたいだろう。そのため、臓器移植で採用されているように、治療を長時間待っている人から順に治療していくといった形が好まれることになる。偶然性が加味されることで、人の手で選択しているという感じが薄まるからである。

しかし、人間の社会での選択がすべて、ラムジーのいうような完全ランダム形で行われているかといえば、かなり怪しい。ブロディの問二のように、多くの人が患者の社会的な立場を考慮すべきだと考える場合もあるのが現実である。考慮される社会的立場は生まれといった偶然による場合もあれば、本人の努力や悪行による場合もあるかもしれない。ともかく、一国の要人がくじに外れたり、殺人鬼だけが選ばれたりはしないだろう。

現実は、完全なランダム選択でよしという具合にはなっていない。ラムジーの主張に反対する人たちは、何らかの基準が現実の社会では働いているのだから、むしろそうした基準を明示することが、不公正を防ぐ道だと主張する。実際、さまざまな基準案が提案されてきた。しかし、誰もが納得できる基準は登場していない。

こうして、議論が始まると、容易に解答は定まらないことになる。にもかかわらず、考えるのを止めるわけにはいかない。止めても、ディレンマがこの社会のディレンマでなくなるわけではないからだ。

生命倫理は、医療技術の進歩を背景に登場してくる問い、われわれの命をめぐる問いを問うものである。その問いを現代の社会は避けることはできない。

しかし、何が正しいのか、そもそもどのように問題を考えればよいのか、定まっているわけではない。考えようとすれば、戸惑い、逡巡しながら、進んでいくしかない。そうしたあてどない旅にも似た試みが、生命倫理であるといえそうだ。必要なことは、粘り強く旅を続け、われわれの命をめぐる問題のありかを確かめることだろう。ともかく、シアトル事件に続いて次々と登場してきた代表的な問題を、これから追っていくことにしよう。

第二章

あなたは、パンデミックの状況では患者に優先順位をつけてもやむを得ないと思いますか？

――COVID-19トリアージの問題

●──パンデミックの到来

二〇一九年一二月三一日、中国政府は新しい原因不明の肺炎患者の発生を公式に確認し、翌一月一日にその発生源とされる武漢市の華南海鮮市場を閉鎖した。この新しい急性呼吸器疾患は二月一一日にＷＨＯによってＣＯＶＩＤ－19（コヴィッド・ナインティーン）、二〇一九年に発生したコロナウイルス感染症と命名される。「新型コロナウイルス感染症」が日本での公式名称だ。

感染者は当初中国国内に限られているように見えた。しかし二月末には急速に中国以外に広がっていく。三月一一日にはついにＷＨＯが世界的な大流行、パンデミックだと宣言することになった。この新型コロナウイルス感染症は二〇二〇年どころか、ワクチンの接種が開始された二一年に入っても、収まる気配がみられない。日本も同年早々に二度目の緊急事態宣言を発出せざるを得ない状況となった。

日本で二度目の緊急事態宣言が出されたのは二〇二一年一月七日である。ネットでその時点のコロナウイルス・アップデートの統計を見ると、世界二二〇の国と地域（クルーズ船ダイヤモンド・プリンセス号、感染者総数七一二、死者数一三も一地域とされている）で感染者数は八七六七万二八五四、死亡者数一八九万二〇七四である。前日よりも回復した人の数が一六二万人増えているものの、感染者数と死亡者数もそれぞれ八四万人と一万六千人ほど増えていた。

もっとも感染が広がっているのはアメリカで、感染者数二一八五万七六一六、死者三六万九九〇にのぼる。単純に感染者数で行くと、アメリカに続いて多い順にインド、ブラジル、ロシア、イギリス、フランス、トルコ、イタリア、スペイン、ドイツとなっている。日本は感染者数二五万二三一七で世界四二位、死亡者数三七一九である。二〇二〇年の途中で辞任した安倍首相は日本型モデルの勝利を誇っていたはずだが、日本の感染者数は統計の出されている東アジア（中国本土・韓国・香港・モンゴル・台湾）のなかでは桁違いに多い。死者数はその後も増え、二回目の緊急事態宣言下の二一年二月には六千人を超え、阪神・淡路大震災の犠牲者を上回ってしまった。

この新型コロナウイルス感染症の世界的流行がいつ収まるのか、またどういう結果をもたらすのかはまだわからない。しかし、その影響はあまりにも大きく、すでにさまざまな問題を生み出してきた。そこには、従来は現実的なものとして意識されてこなかった問題も多い。第一章で取り上げた資源配分論の問題もそうかもしれない。

イタリアの美談

中国での最初の患者報告は二〇一九年一二月八日だとされる。その後スペインやイタリアからもっと早い時期に新型コロナウイルスがヨーロッパに入っていたとする報告が出されたりした。発生源や発生時期、感染経路については、少なくとも二〇二一年二月の段階でもなお不明な点は多い。

中国は二〇二〇年一月一一日にコロナ感染症による死者が出たことを公式発表する。そのあたりから中国の死者数は急速に増え、下旬には武漢市を中心とする地域で交通が遮断されることになった。同時に武漢市内には本格的な治療設備を備えたコロナ患者専用の千床規模の大病院が二つ新たに急ピッチで建設されることになる。感染の拡大を抑えるとともに治療体制も整備しようとした点で、日本との違いは大きかった。そのこともあってか、中国では早くも三月末には当局が新規感染者がないと発表するまでになる（その当局発表の信憑性にはすぐ疑問符がつけられたのではあったが）。

しかし、その頃には感染は世界中に広がっており、三月一一日にはパンデミックが宣言されたのだった。特に目立ったのはヨーロッパでの感染拡大である。その結果、先ほどあげた感染者数の多い国にヨーロッパの国々が並ぶことになった。なかでもひどかったのはイタリアで、あまりにも患者が多すぎて治療できない状態に追い込まれたとされる。

イタリアでは一月末に中国からの観光客の感染が確認され、非常事態宣言が出されていた。にもかかわらず、二月には感染が北部の諸州を中心に爆発的に広がり、都市が封鎖されるまでになってしまう。その後も感染の勢いは止まず、四月上旬には患者は一二万人を超え、死者数は中国を上回った。結局、五月になるまで経済活動は再開できない状態が続いた。

イタリアは二月の時点で医療の逼迫からＥＵ（欧州連合）諸国に援助を求めている。しかし国境は封鎖され、少なくとも当初はまったく救援の手は差し伸べられなかった。ＣＯＶＩＤ－19に満足な治療が提供できない状況が続いていたイタリアでは、ＥＵに見捨てられた、ＥＵなど何の役にも立たないという声があがっていた。

新型コロナ感染症は急性呼吸器疾患であり、重症化すると人工呼吸器のあるＩＣＵ（集中治療室）での治療が必要となる。しかし、イタリアはＥＵのなかでも人工心肺装置ＥＣＭＯ（エクモ）どころか、人工呼吸器やＩＣＵ自体が少ない国だった。たとえば、ＩＣＵのベッド数は人口一〇万人あたり一二床ほどで、ドイツの三分の一にすぎない。

ちなみに、二〇二一年初頭の二回目の緊急事態宣言時当初に、日本の病床数はアメリカやドイツよりもはるかに多いから医療は大丈夫なはずだという言説が一時的に流されていた。これはきわめてナンセンスな話だ。病院の単なるベッド数はこの感染症に対応できる能力を示すものではないからだ。通常の病床がいくら多くても、役には立たない。新型コロナ感染症で必要なＩＣＵのベッド数は、日本はイタリアの半分以下、一〇万人あたり五床程度にすぎない。

高度医療に対応するＩＣＵには多くの設備や人員の配置が必要である。いうまでもなく、維持には金がかかる。イタリアでは特に今世紀になってから戦後もっとも長期間首相の座にあったシルヴィオ・ベルルスコーニが、新自由主義の立場による医療「改革」を推し進めてきた。それによってイタリアの医療体制はＥＵのなかでも極端に縮小されたものになっていた。医師をはじめ、医療専門職の数も削減され続けた。

かつて日本で医学部の定員増によって医者数を増やしたらどうかということが話題になるたびに、イタリアでは医者の数が多すぎて、医者は運転手などのアルバイトをしなくては生活できない、ああなってはいけないという話がよく出たものである。それがまったく嘘のような状態に、イタリアはコロナ以前になっていた（日本の医療「改革」はそれよりももっと進んでいるのだが）。それでは今回のパンデミックにうまく対応できなくても不思議ではない。

　そのイタリアの北部ロンバルディア州のベルガモで、二〇二〇年三月末、神父が亡くなり、「慈悲の殉教者」と呼ばれていることが報じられた。コロナに感染していた七二歳のジュゼッペ・ベラルデッリ神父が自分が使っていた人工呼吸器を教区の若い信徒に譲って、死亡したというのである。すぐに日本でもＳＮＳでその行為を讃えるカトリック司祭が現れたりした。

　しかし、この「美談」は報じられた翌日には、神父の同僚たちによって否定されている。実際には、ベラルデッリ神父はＣＯＶＩＤ－19が急激に悪化し、人工呼吸器を装着することさえできずに亡くなったようだ。神父は教区の人たちから慕われていたのに、コロナのために葬儀も行われず埋葬された。ＣＯＶＩＤ－19下での典型的な死別である。そこには考えるべき大きなテーマがある。しかし、それは「美談」とは別の話だ。

　このフェイク・ニュースについては、それが「美談」となる素地に注目すべきだろう。現代医療をとりまくある種の雰囲気を新型コロナ感染症はあぶり出した。その点は日本でも「トリアージ」をめぐる議論に現れている。

災害トリアージ

日本の医師法第一九条第一項は「診療に従事する医師は、診察治療の求があった場合には、正当な事由がなければ、これを拒んではならない」と定めている。これを医師の「応召義務」という。

通常、医師には、患者を救うために、どのような患者に対してもわけへだてなく医療を行うことが求められる。その点は、洋の東西を問わず、伝統的な医療倫理の基本的な考え方の一つとなってきた。その精神が日本の現行の医師法などにおける「応召義務」の規定につながった。

医師法の規定に関しては二〇一九年に厚生労働省が、「医師が国に対して負担する公法上の義務であり、医師の患者に対する私法上の義務ではない」という通達を出した。応召義務があるとはいっても、従来の解釈と違って、診療時間外や勤務時間外の診療は断って構わないというのである。医師の過酷な労働条件の緩和が目的だろう。しかし、応召義務という原則がなくなったわけではない。医師は病み、傷ついた人の治療の求めに応じなければならない。

しかし、そうした応召義務といった考え方からすれば例外として広く知られるようになってきたのが、「トリアージ」という手法だ。

トリアージは、大震災や大規模災害の際に、多くの傷病者を外傷や疾病の重症度によって分類し、その分類をもとに、治療の優先順位や患者の搬送順位を決定することを指す。その決定にあたっては、外傷や疾病の重症度ではなく、救命可能性が基準とされる。そこでは、通常の診療では最大限の努力を払って救命処置が行われるような傷病者も、いっさい治療の対象とされないことが起こりうる。すべての患者を救うように全力を尽くすという医療の大原則に外れる事態を認めるのがトリアージだ。

トリアージでは「トリアージ・オフィサー」と呼ばれる実施責任者を決め、その人の指示に現場にいる者全員が従うことになっている。混乱を避け、作業を効率的に進めるためだ。「トリアージ・オフィサー」は「ＴＯ」と蛍光塗料で書かれたチョッキを着用したり、腕や頭に目印をつけ、他の人から分かるようにする。実施責任者は緊急時の対応に慣れていれば必ずしも医師である必要はなく、救急隊員や看護師が務めることもある。

日本では、一九八二年二月の日航機の羽田沖墜落事故がトリアージが意識されるきっかけだとされる。その事故では数としては十分な医師や看護師などの医療スタッフが現場にかけつけた。しかし、命令系統が統一されていなかったために、負傷者が救急搬送されずに、長時間、現場に放置されてしまった。

この事故を教訓に、日本でも次第にトリアージの手法が定着してくる。一〇七名の死者を出した二〇〇五年のJR福知山線脱線事故では、トリアージが整然と行われた。現在では、大災害時などには通常の救急隊ではなく、DMAT（ディーマット）と呼ばれる特別編成の「災害派遣医療チーム」が出動する体制が整えられている。

トリアージでは「トリアージ・オフィサー」が問題となる傷病者を、通常、次の四つのカテゴリーに分類する。(I)は最優先治療群で、生命の危険はあるものの、直ちに処置を行えば、救命可能な者。(II)はバイタルサインが安定していて、治療の開始が遅れても、生命に危険がない者。(III)上の二つのカテゴリー以外の軽症者で、専門医による治療がほとんど必要のない者。(IV)すでに死亡しているか、直ちに治療しても救命が不可能な者。治療や搬送の優先順位は、この分類によって行われることになる。

分類はできるだけ短時間で行い、分類した患者の右手首に(I)〜(IV)のそれぞれに対応した赤、黄、緑、黒のタッグをつけていく。この分類作業は、患者の容態が時々刻々変化するのに合わせて、繰り返し行うべきだとされている。

特に大規模災害時における分類の手法としては、START（Simple triage and rapid treatment）法と呼ばれるものが、客観的で簡便な識別を可能にするものとして用いられている。それはまず歩けるか否かで患者を分け、歩けない者については順に呼吸の有無、呼吸数、血液の循環状態、意識レベルの確認を行い、分類していく。この方法を実施するためには、一定の訓練が必要となる。今では大きな病院では大災害対応のために、トリアージの訓練を定期的に行うところが多い。

こうしたトリアージの考え方は元々、戦時下で出てきたものだ。最初に提唱したのはフランスのナポレオン時代のフランスで軍医として功績のあった外科医ドミニク・J・ラレーだとされる。その提案が第一次世界大戦中にフランス軍で負傷した兵士の戦場での治療方針を決定する方法として組織化された。「トリアージ」という「選別」を意味するフランス語に由来するのはそのためである。それがアメリカなど、他の国でも採用されるようになり、広く知られることになった。

戦時下では、疾病や負傷に倒れた兵士をいかにして効率的に回復させ、前線に復帰させられるのかが至上命令である。「トリアージ」という手法はそのために編み出された。そこでは戦争遂行という社会的効率が個人の治療への権利を凌駕する。医療資源は前線に早期に復帰できる者に優先的に回されることになる。

大震災や大規模災害の際の救命活動でも多数の負傷者に対する人材や資材は絶対的に不足している。それがトリアージが必要とされる理由である。問題は極限状況の中でどれだけたくさんの命を救うのかという点にある。救う命の数が優先される。トリアージはあくまでも医療にとって平時とは異なる例外的な状況での救命のための手法である。それによって応召義務に示されるような医療者の通常の義務が否定されるわけではない。治療せずに放置して患者を死なせることが許されるということではない。

議論としては、トリアージの方法についてさえ、万人に対する平等な医療という医師の義務に反するという批判は皆無ではない。しかし、トリアージが必要とされる前提条件を理解すれば、そうした批判に賛同する人は少ないだろう。医療が人材や資源の限られた状況の中で、できるだけ多くの人命を救おうとする努力をするのは当然である。そのために、特に医療者にとって、トリアージの実際について学んでおくことは不可欠である。ただ同時に、医療者はこの方法があくまでも人的資源も含めた医療資源の絶対的な不足と救命の緊急性が前提となっていることは肝に銘じておくべきだ。

コロナウイルス・トリアージ

「トリアージ」は、このように、元々はきわめて例外的な限界状況でのみ許される手法である。それがCOVID－19による医療資源の逼迫の恐れとともに語られるようになった。しかし、なかには「トリアージ」には意味のインフレーションが起こっていたことが分かる例も含まれていた。

たとえば、新型コロナウイルス感染症であることが疑われる患者に対して院内トリアージを実施することをホームページなどに掲載するような病院が多数登場した。感染が疑われる患者が救急車ではなく、自分で来院した場合は診察前にまず緊急度を判定するためにトリアージを行うというのである。

ここでのトリアージは患者に対する医療的対応について、場合によってはすぐに治療をせずに様子を見るということも含めて、方針を決定するというくらいの意味に使われている。そこでは、災害時のトリアージのもつ例外性・極限性はない。元々の戦時下や大災害時や「トリアージ」を考えると、違和感の残る用法にも映る。

しかし、日本の医療の現場ではそうした違和感は薄いのかもしれない。というのも、日本ではすでに二〇一二年以来、「院内トリアージ実施料」が診療報酬として認められ、健康保険の適用対象となってきたからである。その実施料は夜間や休日に救急受診のために自力で病院に来た患者に対して、実際の診療開始前に、すぐに診療する必要があるかどうかを判定すれば認められることになっている。たいしたことがないのでお引き取りくださいという場合も、実施料の適用となる。もちろん保険料の支払いには、事前に院内に手順を掲示したり、カルテに記載したりといった一定の条件は課されている。この慣行からすれば、コロナに対して院内トリアージをする旨告知する病院がたくさん出てきたことも不思議ではない。

通常の医療の場面で、医療を行う緊急度を判断し、優先順位をつけること、すぐに治療を開始するのか、治療は先延ばしにしてもよいのかを考えた方がよい場合はあるだろう。特に自力で来院するような場合に、救急外来にやってきたからといって誰もが緊急入院や緊急手術を要するわけではない。そうした優先順位の決定も有効な医療資源の活用という点では、従来の「トリアージ」と似ているといえるかもしれない。しかしそこには医療者の義務を凌駕するような極限状態における止むに止まれぬ選択といった状況はなく、意味のインフレーションが発生していることも明らかである。

そうしたインフレーションの中で、COVID－19をめぐって「トリアージ」という言葉をよく耳にするようになった。記者会見の中で言及するような知事も現れた。しかも、聞くと驚くはずの言葉が、じつに気楽に、別の意味で驚かされる形で語られるようになっていた。

COVID-19トリアージ「提言」

二〇二〇年三月末に、「ＣＯＶＩＤ－19の感染爆発時における人工呼吸器の配分を判断するプロセスについての提言」という文書が「生命・医療倫理研究会」有志名で出された。この「提言」は翌日の政府の新型コロナ感染症対策専門家会議の記者会見でも紹介された。「生命・医療倫理研究会」有志が出した「提言」はＣＯＶＩＤ－19の感染爆発によって人工呼吸器が不足し、「一人ひとりの患者に最善をつくす医療から、できるだけ多くの生命を助ける医療への転換が迫られる」「非常時」を想定して出されたものだという。諸外国に比べ、日本では議論が十分ではないので、非常時の場合の雛形を提示したのだとされている。

「提言」は「判断の基本原則」として、まず第一に「人工呼吸器の装着を含む医療行為を実施するべきか否かの判断は、医学的な適応と患者本人の意思にもとづいて行うこと」という原則を掲げ、「この原則は非常時においても尊重される」と述べている。ここにこの「提言」の特徴が端的に示されている。掲げられた原則は通常時の医療のものにほかならない。非常時とはいってもじつは通常時の治療停止への対応によって配分の問題に対処すればいいというのである。文書の最後には、「はい」「いいえ」で自動的に回答が導き出せるようにフローチャートもつけられている。

第一〇章で詳しく検討するように、近年、日本では終末期医療をめぐって、厚生労働省をはじめ、関連学会なども、特に治療の停止や不開始の手順を含むいくつかのガイドラインを発表してきた。「提言」もそうした関連のガイドラインに基づいている。非常時にあっても、通常の医療の場合と同じくできるだけ「本人の意思を確認」するというのが「提言」の要点である。

「提言」によると、「COVID－19による肺炎を発症しているすべての患者に対して、容体が悪化して人工呼吸器の装着が必要になった場合に備えて……説明を行い、人工呼吸器の装着に対する意向と本人の意思決定する力が低下したさいに自らの意思を推定する人について、あらかじめ確認しておく」べきである。ただし、「意思決定能力のある患者本人が人工呼吸器の装着に同意しない場合には人工呼吸器の装着を行わないのが原則」である。患者本人の意思が確認されていれば、人工呼吸器について使用しないことも、途中で停止することもできる。しかも「救命の可能性がきわめて低い患者が対象の場合でも、本人の同意（本人の事前の意思表示や家族等による意思の推定を含む）があることが望ましい」。ここまでの話は終末期医療一般について現在の日本ではよく見られる考え方と変わらない。

この「提言」が問題の「COVID－19の感染爆発時」の対応として言うのは、「より救命の可能性が高い患者に使用するため、人工呼吸器を取り外すことがありえること」も事前に説明しておくことである。「人工呼吸器が払底した状況下においては、人工呼吸器の再配分は許容されうる」からだとされる。問題は配分ではなく再配分である。「救命の可能性がきわめて低いとまでは言えない患者から、人工呼吸器の再配分のために人工呼吸器を取り外す場合」が容認の対象となっている。その場合についても「本人の同意（本人の事前の意思表示や家族等による意思の推定を含む）を前提とすることを原則とする」というのがこの「提言」だった。

患者から人工呼吸器を外すのは、救命の可能性がないと判断された場合だけが想定されているのではない。救命の可能性が残っていても、「人工呼吸器が払底した状況下」ではそれを外して、他の患者に装着してもいい、とこの「提言」はいう。

先に「トリアージ」では問題となる傷病者が、通常、四つのカテゴリーに従って分類されることを紹介した。繰り返せば、（Ⅰ）は最優先治療群で、生命の危険はあるものの、直ちに処置を行えば、救命可能な者、（Ⅱ）はバイタルサインが安定していて、治療の開始が遅れても、生命に危険がない者、（Ⅲ）上の二つのカテゴリー以外の軽症者で、専門医による治療がほとんど必要のない者、（Ⅳ）すでに死亡しているか、直ちに治療しても救命が不可能な者の四つである。

「救命の可能性がきわめて低いとまでは言えない」けれども、装着してある「人工呼吸器を取り外す」患者はどのカテゴリーにもぴたりとは当てはまらない。そうした患者から「取り外す」基準は何なのか。イタリアでの「美談」も聖職者は高齢だった。患者の年齢や障がいが基準とされる恐れは十分にある。

「医療資源の再配分」は、極限状況、例外事例としてではなく、通常の終末期医療の場面の延長として扱われている。それを可能にしているのが、「本人の意思」である。本人の意思があれば、救命の可能性がある場合でも、治療を止めることができる。

「提言」の姿勢は第一章の「神様委員会」が誰を治療するかを考えようとして、結果として誰かを死なせる、殺しているということになっているというのとも微妙に違っている。それは生命の質を正面から判定し、人の生き死にを決めようとしているように見えるからだろう。しかも、ここでの治療停止や治療不開始の問題はパンデミックの極限状態ではなく、通常の場面の医療との連続性のもとで理解されている。そのことが透けて見えてしまう出来事がこの「提言」には続くことになった。

「酷な話」と「本人の意思」

「生命・医療倫理研究会」有志による「提言」が発表されるとすぐに、Yohoo! JAPAN

ニュースに一つの「提案」が投稿された。提案者は一般社団法人「日本原始力発電所協会」代表だという六四歳の循環器内科医だった。

その協会は新型コロナウイルス感染症の蔓延で人工心肺装置のＥＣＭＯが不足する事態に備えて、「集中治療を譲る意志カード」というものを配布しているのだという。そのカードの表には「新型コロナウイルス感染症で人工呼吸器や人工肺などの高度治療を受けている時に機器が不足した場合には、私は若い人に高度医療を譲ります」と印刷されており、そこに署名する形になっている。

カードを提案した医師は自分が「命の選択に関わった専門家」であり、提案はその経験を踏まえたものだと述べている。日本ではイタリアなどよりもＩＣＵがはるかに少ないうえに、ＥＣＭＯやそれを使用するために必要な臨床工学士の数は限られている。そうした中で感染爆発が起きれば、医療関係者は誰を治療するのかという非常につらい判断を迫られる。「ただでさえ忙しい医療関係者に「命の選択」まで迫るのは酷な話」だというのである。

そうした苦渋の選択をこの内科医は若い頃に国立循環器病センターで心臓移植に関わり、経験してきたという。そうした経験をまた若い医師たちにさせたくないということをこの医師は強調している。そして「医療関係者がそのような苦渋の判断をする苦労を少なくするにはどうすれば良いのでしょうか」と問い、「それは我々高齢者が「高度医療を万が一の時に若者に譲ると言う意思」を示せば良いのではないでしょうか」と続けている。いわばイタリアの「慈悲の殉教者」に続こうというのである。

この提案をした内科医は良案を思いついたとまじめに考えているようだ。良案の出発点は、パンデミックでただでさえ過重な負担を負わされている医療関係者に（再）配分問題の決定をも委ねるのは「酷な話」というところにある。先の「提言」を紹介した政府の新型コロナ感染症対策専門家会議の記者会見でも、委員からコロナ・トリアージを医療者任せにするのは「酷な話」だという発言が出たようだ。第一章でも見たように、医療をめぐるディレンマは医師ではなく社会のディレンマとして考えなければならないとは一般的にいえるはずである。しかし、医療者にとって「酷な話」だから、フローチャートに従って決定を下せば、悩みはなくなるのだろうか。仮にそう思うとすれば、そうした姿勢は医療にとっては望ましいとはとても思えない。

その後の新聞報道によると、「譲るカード」は注目を集めて、賛同する人たちも出てきたようだ。たしかに、イタリアのフェイクニュースではないが、いざとなれば若い人に譲りたいと考える高齢者は多いのかもしれない。しかし、そう考えることと、こうしたカードを配布したり、あるいはそれを後押しするような提案を出すこととは区別すべきだろう。

二度目の非常事態宣言が出された二〇二一年一月のＮＨＫのある番組ではコロナの感染者が人工呼吸器を若い人に譲ると言い張り、家族がまだあきらめるのは早いので、人工呼吸器の装着をするようにと懇願する場面が取り上げられていた。

一定の基準で命を選別しようとすることは単なる区別ではなく、否定されるべき差別である。少なくとも「提言」はそうした差別を呼び起こしかねないところがあるように見える。「提言」に対しては、障がい者の権利を守る活動をしている団体などから強い批判がすぐに出されたのも当然だろう。

◉パンデミックに対しては何を考えるべきなのか

二〇二〇年三月末の日本はコロナに関連した最初の緊急事態宣言がまだ出されていない時期だった。緊急事態宣言が出されるのは四月六日である。それを考えると人工呼吸器(再)配分をめぐる「提言」は驚くほど早い対応だったといえる。それが日本集中治療医学会の提言へと引き継がれたのは、一一月になってからだった。期間的に見ると、「酷な話」にならないようにする方策を考えるのが最初に来るのはいかにも無残に思われる。

長々と取り上げてきた「提言」は「特に政府には、人工呼吸器を含む医療資源が不足しないよう全力で取り組むとともに、非常時にこの提言にあるようなプロセスで診療が行われることを支持する姿勢を明示するよう要望する」と述べている。しかし「全力で」取り組むべきことについては何も具体的には触れられていない。それは政治の話であって、医療にはかかわらないということなのだろうか。

小松美彦さんが『「自己決定権」という罠』（現代書館）でいうように、現状が元々の「トリアージ」が前提としていたような極限状況にない以上、「そうならないように国家に全力を挙げさせるべき」だろう。まず提言すべきは「トリアージ」の方策であったとはとても思えない。

日本医師会会長が現実にトリアージを問題にせざるを得なくなるかもしれないと発言するのは、二〇二一年の二回目の緊急事態宣言が出されてから後のことである。前年に武漢で二つのCOVID－19専用の新設病院が稼働するようになるまでに一月もかかっていなかった。そういったことは中国以外では不可能だったのだろうか。やろうとしなければ、できるわけはない。そうした意味では不可能だったのかもしれない。

小松さんによると第一回の緊急事態宣言解除（二〇二〇年五月六日）後の日本医師会の定例会見では次のような横倉義武日本医師会会長の見解が紹介されたという。

「幸いなことに、地域医療構想が徐々に進められてきたために、まだ病床の統合再編が行われている地域が少なかった。今回多くの患者が発生し、かなり〝医療崩壊〟に近いところまで追い込まれたが、何とかそれを持ち堪えることができたのは、そのスピードの遅さがよかったと理解している」

「我が国の医療提供体制は、ある意味で無駄に見えていたものが、今回の感染では非常に役に立った」というのである。この結果を踏まえて、今後の地域医療構想の進め方を検討する必要があるというのが、日本医師会の会見内容だった。

何が真の問題なのかは、ＥＵのなかですぐに医療崩壊に直面したとされるイタリアの場合も含め、かなりはっきりしている。医療は本来、短期的な経済効率のみで考えられるべきではない。

問題にしてきた「提言」の背景には、経済効率という意味での医療経済の考え方があるのは明らかだ。もちろん、そういう考え方は重要ではある。しかしそれだけが前面に出てくるのでは医療は医療たりえないのではないか。医療から無駄を省くことは、医療の健全化よりもむしろ崩壊をもたらす。まずは命をどのようにして守るのかということを考えるのが医療である。パンデミックであっても、その姿勢は失うべきではない。簡単に社会的弱者に負担が行くような仕組みを案出しようというのはあまりにも安易で、一般の人間にとっては「酷な話」である。

日本の厚生労働省はコロナ禍の進行の中でも、地域医療構想を止めてはいない。感染症患者を率先して受け入れる高度急性期や急性期の病床を五年後までに約二〇万床減らす計画が当初の予定通り継続されている。医師会長の指摘など、一顧だにされていない。

このグローバル化した世界ではパンデミックは従来よりも短い周期で繰り返されるという予測がある。狭い地域に限定されていた感染症は人の移動とともに世界中に広がる。おまけに地球温暖化（これには強力な異論もあるが）の進行によって、氷の下に閉じ込められている病原体が地表に次々と出てくる恐れも高い。そのことを考えると、新型コロナウイルス感染症の流行が収まったとして、次に出現するかもしれない新たな感染症への備えを怠るわけにはいかないだろう。その場合、まず何を考えるべきなのか、それは明らかではないだろうか。少なくとも、コロナ禍でおなじみとなった「トリアージ」の手順を考えることの優先順位は高くないはずである。

第三章

あなたは、生まれてきた子に重い障がいがあったとしたら、治療に同意しますか？そのまま死なせますか？

——障がい新生児の治療停止

ジョンズ・ホプキンス・ケース

一九六二年のシアトルの神様委員会が報道された翌年に、ジョンズ・ホプキンス・ケースと呼ばれる出来事が起きている。今度は、障がい新生児の治療停止が問題だった。生まれてきた子どもに障がいがあったら、治療可能な手術をせずに、死なせることは許されるのだろうか。事例は次のようなものだった。

一九六三年の秋、アメリカ、バージニア州イーストン・ショアーの病院で、一人の男児が誕生した。早産で生まれた赤ちゃんは未熟児で、消化器官の異常が疑われた。病院は診断を確定し、それに合わせた適切な治療をしてもらうために、男児をジョンズ・ホプキンス大学の附属病院に転院させることにした。名門のジョンズ・ホプキンス大学医学部はアメリカでももっとも古い歴史を誇っている。その附属病院は地域の医療の中核をになう大病院で、難しい問題をかかえた新生児の治療を一手に引き受けていた。

大学病院での診察の結果、赤ちゃんの異常は腸閉塞で、手術が必要だと診断された。手術しないと、新生児は栄養を取ることができず、命を落とすことになるからだ。しかし、同時に、新生児はダウン症の異常があることも確認された。

腸閉塞の手術自体はそう難しいものではなく、新生児でも十分に耐えられるものだった。一刻を争うというわけではなかったが、時間がたつと赤ちゃんは衰弱してしまう。新生児の命を救うには、手術が早いに越したことはない。

しかし、手術は、母親から拒否されてしまう。病院側は説得を試みたものの、手術は行われず、新生児は生後一一日目に病院で餓死することとなった。

●ダウン症とは

ダウン症は、イギリスの医師ラングドン・ダウン（一八二八―一八九六）が一九世紀半ばの一八六六年に初めて医学的に記載した症候群である。ダウン症にともなう障がいには、精神遅滞や成長遅延があげられる。また、患者が外形的に似たような身体的特徴を示すこともよく知られている。そのため、昔は蒙古症という呼称もあったが、今では人種的偏見に基づく呼称で不適切ということで、もっぱらダウン症と呼ばれている。その原因が染色体の異常にあることは、一九五九年に発見された。

図表4　ヒトの染色体

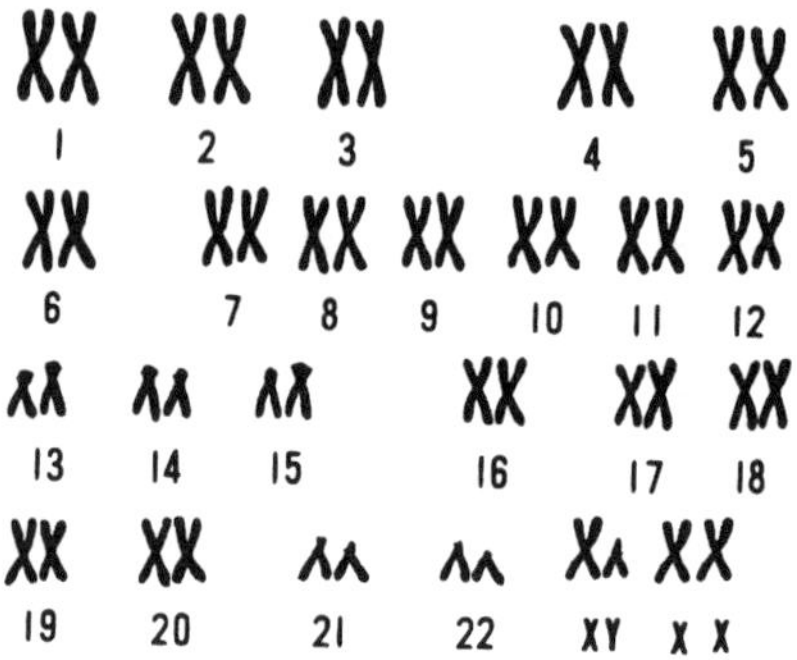

常染色体（1～22）と性染色体（男性XY、女性XX）、23組でワンセット
（『別冊宝島341　遺伝子・大疑問』を基に改変）

染色体には多数の遺伝子がたくみに折り畳まれており、各染色体は一対で一組になっている。人間の場合、二二組の常染色体と一組の性染色体、男性ならばX・Y染色体、女性ならばX・X染色体が区別され、全体で二三組でワンセットである。それが各細胞に備わっており、さまざまな遺伝現象を担っている(図表4　ヒトの染色体)。

ダウン症は、そうした染色体のうち、二一番目の常染色体が一対ではなく、三つあることで生じる。そのため、二一トリソミー(つまり、二一番目が三重)とも呼ばれる。

常染色体異常のダウン症は、遺伝子に関わるという意味で遺伝病である。しかし、遺伝病とはいっても、大部分のダウン症は突然変異が原因なので、親から子へ遺伝するわけではない。逆にいえば、ダウン症の子どもは、どのカップルにも生まれる可能性がある。

ダウン症ではやっかいなことに、重い合併症がともなうことが多い。先天性の心臓の奇形や消化管の形成異常、眼の異常などで、白血病の発生頻度も高いとされる。ジョンズ・ホプキンス・ケースの男児の腸閉塞は、ダウン症に典型的な合併症だった。

ただし、ダウン症にともなう異常の程度については、個人差がきわめて大きい。ダウン症でも精神遅滞や身体的特徴がほとんど目立たない場合もあるし、合併症をともなわない場合もある。昔は、ダウン症だと短命だといわれていたが、現在では心奇形の手術が普及したこともあって、必ずしも幼いうちに亡くなるわけではない。

トリソミーは一三や一八など他の染色体でも起こるが、ダウン症はそのうちでももっとも出現頻度が高い。統計にもよるが、少なく見積もっても一〇〇〇の出生に一人くらいの割合だ。この発生率には、時代や地域によって大きな変化はないという。そのため、生命倫理ではしばしば議論の対象となってきた。ジョンズ・ホプキンス・ケースは、そうした議論の出発点となる事件だった。

●――誰が生き残るべきか

ジョンズ・ホプキンス・ケースが知られるようになったのは、一九七一年のことである。その年にケネディ財団の主催で「われわれの良心を問う選択」と題されたシンポジウムが開催され、この事例がとりあげられたのである。

暗殺されたケネディ大統領には、一歳違いの妹のローズマリーがいた。彼女は先天的な知的障がいをもっていたが、二三歳のときに父親の判断でロボトミー手術を受けさせられた。

ロボトミーは脳の前頭葉（フロンタル・ローブ）の一部を切り取る手術で、精神病の治療として一九三〇年代に開発された。日本でも一九七〇年代半ばまで広く行われていたというが、重い副作用を伴うことも多く、今ではその有効性が否定され、使われてはいない。

ローズマリーの場合も、ロボトミー手術はまったくの失敗だった。廃人同様となったローズマリーは施設に入所させられることになり、ケネディ家の人々に強いショックを与えた。特に、三女のユーニスはその後、知的障がい者の問題に強い関心を寄せ、二〇〇九年に八八歳で亡くなるまで支援活動を積極的に行っていく。二〇〇五年に長野でも開催された知的障がい者のスポーツの祭典、スペシャル・オリンピックスを発案し、その実現に努力してきたのも、ユーニスだった。

ユーニスがジョンズ・ホプキンス・ケースを知ることになったのは、まったくの偶然からだった。ユーニスは、知的障がい者について社会的関心を高めるために、夫のシュライバーとともに運営していたケネディ財団の主催で、国際シンポジウムを企画していた。その相談を、知り合いのジョンズ・ホプキンス大学病院の小児科主任ロバート・クックにもちかけた。クックには、二人の障がい児がいた。そのクックがユーニスにケースのことを話したのである。話に驚いたユーニスは、企画していたシンポジウムのテーマを知的障がい者の権利の問題に設定し、「われわれの良心を問う選択」を開催することにした。

シンポジウムには、医療の専門家だけではなく、法学者、神学者、心理学者、政治学者などさまざまな分野の専門家が参加している。参加者の顔ぶれには、病院で起こった事例を社会の問題として考えようとする姿勢がはっきりと示されていた。司会したのは、有名なジャーナリストだった。

シンポジウムでは、冒頭に「誰が生き残るべきか」という短編フィルムが上映された。クックが紹介した若手の医師が、映像にするほうがインパクトがあるとユーニスに進言したからだ。三〇分間のフィルムに出演したのは、進言した若い医師をはじめ、素人の医療者たちだったが、見る者には現実の記録映画のような迫力があったという。

フィルムでは三つの事例が紹介されていた。いずれも、出演した医師たちがジョンズ・ホプキンス病院で実際に体験したものだった。第一例がジョンズ・ホプキンス・ケースで、第二の事例でも、同じように治療がされずに、新生児は餓死していた。これに対して、最後の事例では、新生児は手術を受け、生存できたことが紹介されていた。

シンポジウムでは、フィルムの事例を手がかりに、議論が進められた。そのうち、特に詳しく検討されたのが、一番目の事例だった。シンポジウムは、さほど大きな扱いではなかったが、マスコミでもとりあげられ、ここでもまた人びとはそれまでは知ることのなかった命の選択をめぐる問題を知ることになった。

障がいがあれば、死なせることは許されるのか？

ケネディ財団のシンポジウムでは、ダウン症という障がいが新生児を死なせる理由になるのかという点が、議論の焦点となった。もし障がいをもたない新生児なら、腸閉塞の手術は必ずされたはずである。しかし、障がいがあれば、死なせることは許されるのだろうか。

シンポジウムでは、手術をしなかったことに、批判的な意見が多かった。たとえば、神学者のジェイムズ・ガスタフソンである。ガスタフソンは、シンポジウムで、当事者たちへのインタビューを踏まえて、ジョンズ・ホプキンス・ケースの背景を詳しく報告した。

その報告によれば、餓死した新生児は、看護師をしていた三四歳の母親と三五歳の弁護士との間に生まれた第三子だった。男児は、ジョンズ・ホプキンス病院に転院する前から、ダウン症が疑われていた。その時点ですでに、母親は、消化器官の異常が何であれ、手術はしたくないと考えていたらしい。ダウン症の子を育てることは、ほかの二人の正常な子どもに不公平になる。そう、手術拒否の理由を母親は説明している。障がい児は育てるのに手がかかり、ほかの子どもがおろそかになるというのである。

このケースでは、弁護士の父親は影が薄い。父親は、看護師の妻の方が病気や障がいについてはよく知っているので、すっかり妻に任せるという態度をとっていた。

手術を拒否された病院側は、それをあっさり受け入れたわけではない。新生児治療の水準から見て、この未熟児は、手術さえすれば救命が十分に可能だった。医師たちは両親に、ダウン症は障がいがあるとはいっても個人差があるし、一般にダウン症児が明るい性格をもっていて、育てやすいことを丁寧に説明し、手術をするように説得を試みている。

アメリカでは、必要な手術を新生児の親が拒否した場合、医療陣には裁判所命令をとるという手段がある。病院が二四時間裁判所に待機している判事に連絡し、親の養育後見人資格の停止命令を得て、手術を行えるのである。たとえば、幼児虐待による治療拒否が疑われれば、病院は裁判所命令をとることになる。

ジョンズ・ホプキンス・ケースの場合、病院内の医師たちには、裁判所命令をとってでも、手術すべきだという意見もなかったわけではない。しかし、病院の責任者たちは、裁判所に連絡をとることはしなかった。

ある医師は、インタビューに答えて、「アメリカ型の倫理観には、知性をもとに生命の価値を判断する傾向がある」と語っている。病院の責任者たちも含め、医師たちの多くは、そうした価値観に立ってダウン症児の手術をしないというのは、どこかおかしいとは思っていた。しかし、手術を強行できるかといえば、それは無理だというのが、責任者たちの判断だった。

病院が手術をし、新生児の命を救うことはできる。しかし、育てるのは親である。救命した後の赤ん坊のことまで、病院が責任をもつことはできない。それが、説得は試みても、手術の強行にまでは踏み切れなかった理由だった。

しかし、当時クックの指導を受け、七一年の「誰が生き残るべきか」に出演することになる若手の医師たちは、病院の決定に割り切れない思いを抱いていた。ダウン症だからといって餓死させることは、児童虐待とどこが違うというのだろうか。むしろ、裁判所命令をとって手術をすべきだったというのが彼らの意見だった。その点では、現場の看護師も変わらない。あんなにかわいらしい赤ちゃんを死なせることなど理解できないというのが、大方の看護師たちの感想だった。

「精神遅滞があるからといって、生命の価値が損なわれるわけではない」

ガスタフソンは、このように、当事者たちへのインタビューを通してケースの細部を明らかにした。当然のことながら、そこにはさまざまな立場と考え方があった。単純に手術の拒否が認められたわけではない。当事者たちがそれぞれ戸惑い、逡巡しながら選択し、新生児は餓死するにいたった。

そうした選択の当否を、当事者たちでもない人間が無責任にならずに語ることは難しい。しかし、ガスタフソンは、そこには、当事者ではないからといって、見過ごしにはできない問題があるとも考えていた。そこで下された結論は、かなり断固たるものだった。

ガスタフソンは論じる。一人の医師も語っていたように、当事者たちが「知性に認めた価値は、過度の単純化を含んでいる」。

そもそも、人間の生命の価値は、じつに多様である。知性はそうした価値のうちの一つにすぎない。ダウン症児も人間であり、人間としての価値と権利をもっている。精神遅滞があるからといって、命の価値が損なわれるわけではない。知性を生存の必要条件とするのは、おかしいのである。

こうして、「このケースでは、通常の外科的治療は行われるべきであったし、ダウン症の新生児の命は救われるべきだった」と結論された。それは、ケネディ財団のシンポジウムに参加した大方の意見を要約する結論だった。

とはいえ、このシンポジウムでは一定の明確な結論が出されたわけではない。強調されたのは、こうした問題があることを知り、さまざまな視点から論じることが社会的に必要だということだった。

●──新生児医療が発達したがゆえに、選択を迫られる

ジョンズ・ホプキンス・ケースの場合も、シアトル事件と同様に、問題の背景に医療技術の進歩が指摘できる。ケースは、新生児医療が本格的に普及し始めることで、登場した。

たとえば、保育器といったものは一九世紀末にはすでに開発されていた。しかし、新生児医療と呼べるような分野が登場するのは、はるか後の第二次大戦以降のことである。障がいをもつ未熟児の場合、治療はようやく一九五〇年代から始まっている。それまでは重い障がいをもつ新生児は、手術の可能性を検討する余地などなく、亡くなるほかなかった。新生児の治療停止をめぐる「良心を問う選択」が出てきたのは、救命の可能性が増大したからにほかならない。

たとえば、イギリスでは、一九六〇年代に新生児医療が外科的手法を取り入れることで、急速に発展し、医療の専門分野としての地歩を固めつつあった。イギリスの場合、専門家の関心は、ほかの国に比べて出生率の高かった二分脊椎症という障がいに向けられていた。

二分脊椎症は先天的な神経管の閉鎖障害で、胎児のときに脊椎骨がうまく閉じないために、重度の場合には、脊椎が露出し、新生児にさまざまな問題が起こる。下肢の麻痺や変形が起こったり、水頭症を併発して、脳の神経に重い障がいが出ることもある。

この二分脊椎症をもつ新生児に対して、一九六〇年代前半に、出生後すぐに手術することが開始された。新生児医療の登場とともに、それまで満足な治療法がなかった二分脊椎症でも手術が可能で、それが有効だと考えられたからである。

しかし、積極的な治療も、それが医療である以上、必ずしも満足できる結果になるとはかぎらない。たしかに、手術が成功し、それまでとは違って、新生児に大きな障がいが残らなくともすむ場合もなかったわけではない。だが、成功率はそう高いとはいえなかった。かえって重い障がいが残り、いたずらに苦痛を与えるだけとしか思えないような場合も出てきていた。そのため、六〇年代後半には、新生児医療の専門家たちの間に、積極的な外科的治療に対して懐疑的な意見が生まれるようになる。

たしかに、できるからといって、ただちにしてよいということにはならない。小児医療の専門家たちは、治療にあたるには実施した後の結果も十分に考慮する必要があることを再確認することになった。

だが、結果を考慮するというのは、何を意味しているのだろうか。単純に成功するか否かだけを考えればよいのではない。たとえば、ジョンズ・ホプキンス・ケースの場合、問題の核心は対応可能な腸閉塞の手術の当否ではなく、ダウン症という異常が死なせる理由になるのかという点にあった。

こうして、医療技術の評価ではなく、障がいが人間にとってもつ意味という重くて、難しい問いが出てくることになる。

●――日本ではどうなのか――『生命《いのち》かがやく日のために』

ダウン症という異常は時代や地域にかかわらず一定の割合で起こる。当然、ジョンズ・ホプキンス・ケースと同じ問題は、日本でも起こることになる。そうした日本での事例を、ジャーナリストの斎藤茂男さんが一九八五年に『生命《いのち》かがやく日のために』（共同通信社）にまとめて、報告している。

話は、ある総合病院の看護師が、匿名で通信社にあてて書いた投書から始められている。投書は、その人が勤務している新生児室で誕生した赤ちゃんが、親の手術拒否で点滴だけで命を保っていることを告げていた。早産で生まれた新生児は、ダウン症で腸閉塞の合併症をもっていた。何とかして手術を受けさせ、命を救う手だてはないのだろうかと投書は訴えていた。

この投書を受けて、斎藤さんたちは投書の主も探し出し、精力的に取材を続けていく。本には、親の手術拒否の背景や、衰弱していく新生児をかたわらで見守っている担当する医療者たちの心の動き、また実際にダウン症児をもつ家族が日本の社会の中でおかれている生活などがていねいに語られている。さらに議論は、問題の歴史的な広がりにも及んでいく。この『生命《いのち》かがやく日のために』はきわめて優れたルポルタージュで、ずいぶん以前に刊行された本ではあるが、今でも日本の生命倫理関係の必読書といえる。

点滴で命をつないでいた赤ちゃんは、その後、どうなったのか。両親は最終的に手術を受諾した。だが、手術が決まってから、赤ちゃんの容態が急変してしまう。一時もち直すものの、赤ちゃんは手術を受けられるまでには回復せず、亡くなったという。

話の発端となった投書の内容は、通信社を通じて、全国の新聞に配信された。記事には大きな反響があったようだ。そうした反響も、新聞に連載記事として紹介されていく。斎藤さんがまとめたその経過は、かなりショッキングなものだ。

まず届いた反響の多くは、新生児の救命を願う立場からのものだった。そうした投書には、ダウン症児をもつ親たちが障がいをもつ子も人間として生きていることを心から実感しながら子育てをしている喜びが素直につづられていた。いずれも赤ちゃんの命が一刻も早く助けられるようにと祈っていた。手術を求める署名簿が添えられた投書もあった。

そうしたところに、通信社には、第三者がよけいな口をはさむな、他人に何がわかるのか、重度のダウン症の者を家族にもって何度死のうと思ったことかという手紙が舞い込む。この投書が届いたあたりから、反響の内容は大きく変化していく。

決定的だったのは、「私はその赤ちゃんはひっそり抹殺したほうがいいとおもう」という「病気のためにチエ遅れ」になったという障がい者自身からの投書だった。こうして、投書には、最初のころとはまったく逆に、障がい者とその家族をとりまく残酷な現実を語り、親の手術拒否に賛成するものが増えることになる。いずれも、読む者の胸を突く、重い内容をもつものだ。

だが、それで先に見たガスタフソンのような主張や最初のころの投書で語られていたことが単なるきれいごとにすぎず、当事者ではないものは、口をつぐむべきだということになるのだろうか。

●治療停止を望む親が訴えられる――「ベビー・ドゥ事件」と「ベビー・ジェーン・ドゥ事件」

アメリカでは、ジョンズ・ホプキンス・ケースが知られるようになった後も、重い障がいをもつ新生児の治療停止の問題をめぐって、議論が続いていく。

そこで出てきたのは、現実に医療の場では多様な選択が行われており、その現実を受け入れざるをえないだろうという判断だった。具体的には、治療停止の当否を病院倫理委員会で判定するためにガイドラインを設定することが試みられていく。つまり、障がい新生児の治療停止が、特に障がいが重い場合にはやむをえない事態として、社会的にははっきりと認められていくのである。

たしかに、重い障がいをもつ新生児の治療停止の問題は、単なるきれいごとでは話はすまないだろう。かといって、ガイドラインですべてが解決されるわけではない。ガイドラインは難しい問題を考えないための免罪符ではない。アメリカにおいても、治療停止がやむなしとされる障がいが明確に定義されたわけではなかった。特にジョンズ・ホプキンス・ケースで問題になったダウン症については、人々の間に明確な合意はないともいえる。

一般的にいって、ダウン症を理由に合併症を治療しないことには、否定的な見解をとる者は少なくない。だが、手術を強制できるかといえば、ジョンズ・ホプキンス・ケースの病院の責任者たちと同様に、それは別問題である。多くの場合、最終的には親の判断に委ねるほかはないとされる。それはもっともな話といえるかもしれない。

しかし、親の判断にすべてを委ねても、障がい新生児の治療停止が解決されるわけではない。少なくとも停止に対する強い抵抗は残ることになる。その点は、後の一九八二年に起こったベビー・ドゥ事件の経緯からもうかがえる。

ベビー・ドゥ事件は、ジョンズ・ホプキンス・ケースときわめて似ており、ダウン症で気管と食道の合併症をもった新生児の手術を両親が拒否したのに対して、病院側が手術を主張して、裁判となった事例である。ただし、裁判の判決は、審理中に新生児が亡くなったために、出されることはなかった。

しかし、事件は、保守的な生命擁護の立場を鮮明にしていた当時のレーガン政権の関心を引くことになる。連邦政府は障がいを理由とする治療停止が児童虐待にあたり、治療停止を行った施設には連邦資金の援助を停止するという通達を出し、それを院内に掲示することを求めた。

そのベビー・ドゥ規則と呼ばれる通達には、治療停止がありそうな場合には当局に通報するように電話番号が添えられていた。通報があれば、ベビー・ドゥ特捜隊（スクワット）が病院に急行し、治療続行を命令し、調査を開始することになっていた。親の決定に、政府が介入しようとしたのである。

こうしたベビー・ドゥ事件の騒動が続くなか、アメリカでは、ベビー・ジェーン・ドゥ事件と呼ばれる出来事も起こっている。二分脊椎症で水頭症も併発していた新生児に対する脊椎を閉じる手術を両親が断ったことを、生命擁護派の弁護士が手術を求めて裁判に訴えたのである。

ジェーン・ドゥの両親は、主治医たちから、手術しなければ、せいぜい二歳くらいまでしか生きられる可能性はないという説明を受けていた。ただし、手術で命を延ばせても一二歳くらいまでにすぎず、しかも重い精神遅滞、対麻痺、てんかんが残り、膀胱と腎臓の感染症にかかりやすいはずだとも説明された。

両親は最初は手術をするつもりだったという。しかし、家族や信仰するカトリックの神父たちとも相談し、苦痛だけが残ることを心配して、手術を断る決断をした。そのことを誰かが、生命擁護（プロライフ）派として有名な弁護士に通報したのである。

ベビー・ジェーン・ドゥ裁判では、結局、両親に決定権を認める判決が出されることになる。問題は親の判断に委ねられたのである。しかし、そこに、またしてもレーガン政権が介入を試みることになる。

この一連の騒動では、アメリカ小児科学会を中心に連邦政府の対応への批判が高まり、最終的に連邦最高裁で政府のベビー・ドゥ規則が憲法違反と判断されて、騒ぎはようやく収まることになる。親の決定権が確保されたのである。

こうした経緯には、多様な選択を認める方向を打ち出したアメリカでも、障がい新生児の治療停止には、強い抵抗が残っていることがはっきりと示されている。たしかに、医師だけではなく、親も含めて決定していくという流れはもはや否定しえないものとなった。しかし、可能な治療を実施しないことで新生児を死なせることには、どうしても割り切れなさが残るのである。

アメリカの場合、その割り切れなさを親の多様な決定に押し込めることで、問題をやり過ごしているにすぎない。それは、これから見ていくように、生命倫理の問題に対して編み出されてきた典型的な対処法にほかならない。

●——予想外の結末——ベビー・ジェーン・ドゥのその後

ところで、ベビー・ジェーン・ドゥのその後は、手術をしない選択をした両親を激しく非難した側にとっても、賛成した側にとっても、予想もしない結果になったことには触れておくべきだろう。

ベビー・ジェーン・ドゥの両親は、その後、脳圧を低くするためのシャント手術を承諾することになる。裁判時の予想とは違い、赤ちゃんの開いていた脊椎が自然に閉じ始めたからだった。手術後、ベビー・ジェーン・ドゥは病院を退院し、自宅に帰るまでに回復することになる。

四年後に一家を訪問した記者は、かつてベビー・ジェーン・ドゥと呼ばれていた女の子の様子がすっかり変わったことを報告している。少女は正常な機能を一部獲得していた。歩けず、車椅子を使わなければならなかったが、話をし、養護学校に行き、他の子どもと社会生活を営んでいた。

この経過に何を読み取るかは、立場によって違うだろう。しかし、人間の生命が常に予期せぬ結果を用意していることがあることは見逃されてはならない。

命をめぐる問題では、一律の明確な答えを出しても危ういところがある。人知は自然に完全に追いつくわけはないからである。

第四章

あなたは、生まれてくる子どもに障がいがあるとわかったとき、その子を産みますか？

――「不幸な子どもを生まない運動」と「間違った命」訴訟

出生前診断の登場

人知は自然に完全に追いつくわけはない。といっても、技術の進歩はとどまるところを知らない。障がいをもつ新生児との関係では、出生前診断と呼ばれる技術がその典型だ。出生前診断は、胎児のことを子宮のなかにいる段階で調べる技術である。これには、さまざまな手法が開発されてきた。

おなじみのものとしては、超音波（エコー）診断がある。プローブという、パソコンのマウスのような機械をお腹にあてて、モニターに胎児の様子を写し出す技術だ。リアルタイムで胎児が元気で動いているのが見られるので、多くの妊婦さんは安心することになる。これは、妊娠のどの時期でも使うことができるが、胎児の検査としては外形的なことがわかるにとどまる。

これに対して、胎児のことを直接調べる技術も開発されてきた。よく知られているのは羊水検査や絨毛《じゅうもう》検査だろう。

羊水検査は胎児が子宮のなかで浮かんでいる羊水を採ってやって調べるもので、妊娠一五週あたりで行われる。この検査で、染色体異常や遺伝性の代謝疾患、神経管閉鎖障害などの先天異常の確定診断がつく。

その後、もっと初期の段階で診断する技術として、絨毛検査が実用化された。絨毛は胎盤の一部で、胎児由来の細胞なので、これを採って調べれば、胎児のＤＮＡが直接わかることになる。これは妊娠八～九週で行える。

さらに、現在では、体外受精の技術を使って、受精卵の段階で調べる受精卵診断も実用化されている。受精後、四個から八個に分裂した受精卵から細胞を一つ取り出してやって、ＤＮＡを調べてやる方法だ。分裂のごく初期の段階だと、一つの細胞を取り出しても、その後に影響はないとされる。調べた受精卵を子宮に戻して、妊娠が成立すれば、出産にこぎつけることができる。

こうした出生前診断の技術は、いわゆる先端医療技術の中でももっとも早い時期から実用化が始まっていた。たとえば、羊水検査はすでに一九五〇年代半ばに臨床応用が開始されている。こうした技術の登場によって、以前には生まれてくるまで絶対にわからなかった胎児のことが調べられることになった。

前章で見たジョンズ・ホプキンス・ケースでは、背景に小児医療の発達があり、それが新生児の治療停止という命の選択の問題を生み出していた。だが、出生前診断という新たな診断技術はもっとはっきりした形で、命の選択という問題を突きつける。

お腹のなかにいる段階で赤ちゃんのことを調べる技術によって、胎児が元気なことを知った妊婦は安心して出産に臨めるようにはなった。しかし、検査をすれば、当然、異常がわかる場合もある。その場合、どうすべきなのか。

選択的中絶は認められるか?

一般的には、検査して異常があれば治療ということになる。しかし、出生前診断の場合はそうはいかない。現在では、障がいを胎児の段階で治療することもできるようにはなってきた。しかし、胎児治療が可能な場合はごく限られている。発見された異常の多くは、当分治療は望めそうにない。胎児の異常を除くには、中絶以外にはないことが大部分なのである。そうした胎児の異常を理由とする中絶を「選択的中絶」と呼ぶ。羊水検査導入時には「治療的中絶」と呼ばれていたものだ。

羊水検査の実用化にともなって、そうした選択的中絶が現実の問題となっていた時期に、イギリスでは、「人工妊娠中絶法」が成立する。この一九六七年の法律は、欧米で初めて法的に中絶を容認するものだった。当時のイギリスでは、特に選択的中絶の是非をめぐって、国論が二分されたという。選択的中絶が生命の選別であり、障がい者差別につながるという非難が巻き起こったのである。

選択的中絶は、生命をその質によって選別するものであることは明らかである。たとえば、出生前診断で双子の胎児の一方に障がいがあると判明した場合、障がいのある胎児だけを中絶する手術が行われてきた。第一例は、一九八〇年代初めに、アメリカで実施されたもので、当時、日本でも新聞報道されている。

その第一例では、四〇歳で初めて出産することになった女性が羊水検査をしたところ、胎児は双子で、その一方がダウン症であることが判明した。母親は高齢で障がいをもつ子どもを育てる自信がないので、正常な子どもだけを産めなければ、二人とも中絶することを申し出た。それに対して、医療陣は、異常のある胎児だけを中絶する方法を提案した。胎児の心臓に注射針を刺し、血液を抜き取ってしまうというやり方である。

子宮内で動く胎児に針を刺すのは高度な技術が必要とされ、難手術となることが予想された。しかし、手術は成功し、正常な子どもが出産された。中絶胎児は、出産時にボロ雑巾のようになって排出されたという。その後、双子に対する同種の手術は症例数を重ねてきている。

このように、出生前診断は、命の選別という問題を否応なしに突きつける。双子の一方を中絶する手術は、そのことを端的に示している。こうした選択的中絶は、医療の進歩として単純に肯定できるものなのか。少なくとも現に障がいをもつ人やその家族からすれば、肯定しがたい差別を認めることだと感じられても不思議はない。選択的中絶に強い批判が起こるのは、当然である。

だが、イギリスでの議論では、結局、選択的中絶を認める意見が多数を占め、中絶法では胎児の異常も中絶できる条件とされることになった。そうした法的条件は胎児条項と呼ばれる。このイギリスを皮切りに、中絶の法的自由化へ向かうことになった西洋の多くの国では、中絶法に胎児条項が盛り込まれることになった。特にイギリスの場合は、出生前診断が広く普及し、現在では、ほとんどの妊婦が検査を受けているという。そのため、イギリスに多かった二分脊椎症をもつ新生児は現在ではほとんどゼロになっているといわれる。

ただし、ドイツのように、それまで置いてきた胎児条項を法律から削除する国も出てきたことには注意しておくべきだろう。選択的中絶が現実に行われているからといって、法律にすればよいかといえば、そう単純にはいかないところがある。その点は、日本での議論にはっきりと示されている。

「不幸な子どもを生まない運動」

日本では、一九六〇年代半ばから一九七〇年代半ばにかけて、各地の地方自治体の主導で「不幸な子どもを生まない」あるいは「不幸な子どもの生まれない」と呼ばれる運動が展開された。運動の先陣をきったのは兵庫県で、一九六六年に県の衛生部に「不幸な子どもの生まれない対策室」が開設されている。その対策室が中心となって、運動が推進された。ここで「不幸な子ども」として考えられていたのは、遺伝性の精神病の子ども、脳性麻痺やフェニルケトン尿症による精神遅滞の子ども、胎児のときにさまざまな障がいを負った子どもなどである。

フェニルケトン尿症というのは遺伝病の一種で、先天的な酵素異常のために、タンパク質に含まれるフェニルアラニンという必須アミノ酸がうまく分解できない。フェニルアラニンが多量に蓄積されると、大脳の細胞の成長が妨げられ、精神遅滞が起こる。先天性のアミノ酸の代謝異常ではもっとも発生率が高く、二万人に一人の割合で起こる。根本的な治療法はないが、新生児のときに適切な食事療法を行えば、後は普通に発育できる。

当時、フェニルケトン尿症については、すでに新生児の段階で検査する方法が開発されていた。血液中のフェニルアラニンの量を調べて、フェニルケトン尿症の可能性を判定するやり方だ。それを使って、病気の子どもを診断すれば、治療できることになる。

そうした新生児検診は、じつは一九七〇年代後半以降に生まれた人であれば、誰でも受けているはずである。

現在、日本では、新生児について、生後一週間くらいで、かかとから微量の血液をろ紙に採取し、各種の先天的な代謝異常や甲状腺や副腎の内分泌異常などを調べている。この新生児の集団検査（マススクリーニング）は保護者の希望が前提となっており、強制ではない。しかし、地方自治体が費用を負担することもあって、実際には新生児全員が受けているといってよい。覚えている人はいないだろうが、現在では誰もが生まれたときに遺伝病の検査を受けているのである。

フェニルケトン尿症は、そうした検査対象の一つである。早期に発見して対応すれば、後は問題なく成長できるのだから、この行政サービスはきわめて有効に思える。

こうした形で集団検査を行い、障がいによる影響が出ないようにできるだけ援助しようというのは、地方自治体としては当然のことかもしれない。兵庫県を先頭に始まった運動は、短期間のうちに、他の地方自治体へと広がっていった。

しかし、「不幸な子どもを生まない」という運動の主眼は、障がいをもつ子どもは不幸であり、できるだけ産まないようにしようというところにあった。

障がい者の事前抹殺？

不幸な子どもを生まない運動は一九六〇年代に兵庫県に始まり、短期間のうちに全国に広がった。しかし、この運動に対しては、一九七〇年代初めから、障がい者団体を中心とする激しい批判が起こることになる。批判は新生児検診から、羊水検査による出生前診断へと向けられた。検査は障がい者の事前抹殺を図る技術だという批判である。

出生前診断は、場合によっては選択的中絶を考えるということを意味する。ターゲットとされる障がいを現にもっている人からすれば、この技術が自分たちの存在を否定しようとするものに映っても不思議はない。すぐに触れるアメリカでの裁判のように、障がい者は間違って生まれてきたと見なされるおそれは否定できない。

こうして強い批判が展開され、一九七四年に兵庫県が羊水検査の中止を発表する。七〇年代半ばには、多くの地方自治体が羊水検査を主導しない方針を打ち出し、不幸な子どもを生まない運動はようやく姿を消すことになった。

国家遺伝病法と出生前診断

日本の不幸な子どもを生まない運動は、激しい批判を受けて、一九七〇年代半ばには消えることになった。そうした日本の動きとちょうど逆の形になったのは、アメリカの場合である。日本で地方自治体が羊水検査の実施を見送るようになった一九七〇年代半ばあたりから、アメリカでは胎児診断技術が広く普及していくようになる。

背景には、中絶の法的自由化の流れがあった。それを象徴するのが、一九七三年に連邦最高裁が下したロー対ウェイド判決だった。判決は、女性のプライバシー権、つまり自己決定権が自由な社会の基礎としてきわめて広い範囲に及ぶもので、妊娠を継続するか否かの決定も含むと認定し、中絶を禁止しているテキサス州法は憲法違反だと判断した。こうして、七〇年代には、妊娠に関して女性が決定権を行使できるという考え方が強まっていた。そこに、一九七六年、「国家遺伝病法」が成立し、出生前診断の技術が普及することになった。

それ以前からアメリカでは、疾病構造の変化を受けて、遺伝病の基礎研究と診断技術の発展を促す政策が打ち出されていた。

疾病構造の変化とは、細菌性の感染症が猛威をふるった時代からガンや慢性疾患や遺伝病が医療の課題として残る時代へという変化を指す。

国家遺伝病法はすでに作られていた遺伝病関係の法律の経験を踏まえ、それらを総括する形で制定された。そこでは、遺伝病の研究と診断技術の開発を進める方針が再確認されるとともに、遺伝学の知識の普及啓発に努力し、遺伝病の検査は本人の自発的な同意によるという自己決定の原則が打ち出されている。

遺伝病のマススクリーニングを進める法律は、すでに一九六〇年代からさまざまな州で成立していた。しかし強制的なスクリーニングは保因者やその家族に対する差別といった問題を生むことも明らかとなっていた。検査への自発的同意という原則が打ち出されたのは、そうした経験の結果だった。と同時に、国家遺伝病法によって、遺伝病の検査がその発生を予防する手段だとする考え方もまた広く認められることになる。それが、出生前診断の普及を促したのである。

●——「間違った出生」訴訟

さらに、アメリカの場合、出生前診断が普及したのは、一九七〇年代半ばに、いくつかの州でロングフル・バース訴訟と呼ばれる裁判が起こされた影響も大きい。ロングフル・

バースは、法律的には「不法行為による出生」ということになるだろうが、文字通りには「間違った出生」と訳せる言葉だ。

「間違った出生」訴訟が裁判として成り立つことを認めた最初の判決は、一九七五年に、テキサス州高等裁判所によって出されている。妊娠初期に風疹にかかり、先天性障がいをもつ子を産んだ母親が、風疹の影響はないと説明した医師に過失があったと訴えたのである。裁判所は、母親の訴えを認める判決を下した。ちなみに、同種の風疹をめぐる裁判は日本でもテキサス州での判決の十年ほど後に起こされ、医師の説明義務違反を認める同様の判断が示されている。

さらに、一九七九年には、ニュージャージー州で、ダウン症児を生んだのは、出生前診断技術があることを医師が教えなかったことが原因だとする訴えが起こされた。

原告のバーマン夫人は妊娠したときに三八歳だったが、医師は高齢出産だとダウン症児の出生率が高まることも、羊水検査によって検査が可能なことも告げていなかった。裁判所は、医師に損害賠償を命じた。根拠は、ロー判決が認めた中絶する権利だった。夫人の自己決定権が医師の過失によって失われ、精神的苦痛が生じたと認定されたのである。

この事件については、その後、ＮＨＫでもとりあげられ、バーマン夫妻と音楽好きに成長した娘のシャロンの様子が放送された。夫人は、娘のかたわらでインタビューに答え、

「一人で生きていけないということが生まれる前にわかっていたら、娘のことを思って産んでいなかったと思う」と述べていた。

その後、「間違った出生」をめぐる裁判では、医師の過失が多くの州で認定され、損害賠償の対象とされてきた。基本的には親の知る権利、自己決定権の侵害だとする考え方が浸透しているからだ。

こうして、妊婦には出生前診断技術の存在を告げるのが、医師の義務となっていく。その結果、現在では、この技術を利用する妊婦の数は、アメリカでは日本に比べはるかに多く、八割が受けているともいわれる。

◉――「間違った命」訴訟

「間違った出生」訴訟の場合、損害賠償を認める理由は、裁判によって少しずつ異なってきた。もっとも早い時期に起こったバーマン夫人の裁判では、障がい児をもつことになった親の精神的苦痛が理由とされた。しかし、損害賠償の根拠は、しだいに障がい児を育てるためによけいにかかる経済的な負担に移る傾向がある。

こうした傾向が出てきたのは、「間違った出生」訴訟には、ロングフル・ライフ訴訟という別種の訴えがともなったことが関係している。ロングフル・ライフ、「不法行為による生命」、「間違った命」と呼ばれる裁判は、生まれてきた子ども自身を原告として起こされるものだ。バーマン夫人も、娘シャロンを原告に、裁判を起こしている。シャロン自身が障がいをもっているために、一生、身体的、精神的な苦痛を強いられることになったとして、損害賠償を求めたのである。

「間違った出生」訴訟でも、障がいのある子が生まれた場合と、選択的中絶によって子どもを生まなかった場合が比べられている。しかし、その比較はあくまでも親の立場から見てのことだといえなくはない。

これに対して、「間違った命」訴訟では、子ども自身の立場から障がいをもつ現在の状態と生まれなかった場合とを比較し、自分の生を不幸で、本来なら生きているべきではなかったと主張することになる。そこでは障がいは否定されるべき不幸だと正面きって断定される。何とも、すごい訴訟なのである。

だが、障がいがあることは良いことではないにしても、最悪だといえるものなのか。生まれなかったほうがよかったというようなことは、あるのだろうか。ニュージャージー州の裁判所も、シャロンを原告とする訴えは退けている。シャロンの主張からすれば、生まれなかったほうが幸せだということになるが、そう断定できる根拠がないとされたのである。

「間違った出生」訴訟が親の精神的苦痛を認めなくなったのも、理由は同じところにある。障がいを不幸と断定せずに、精神的苦痛はありえないはずだからだ。

こうして、変化の起こる一九八〇年代に入るまでは、アメリカの裁判所はもっぱら「間違った出生」という訴えだけをとりあげることになる。「間違った出生」ということならば、親の決定権の侵害というレベルで判断をとどめ、少なくとも法的には、障がいが不幸であるとする判断を避けることができる。これに対して、「間違った命」の場合は、障がいが不幸かどうかはわからないのだから、原告の子どもにはそもそも訴える理由がないとされるのである。

検査技術はさらに進歩を続けている

「不幸な子どもを生まない運動」が消滅した後、日本では、どうなったのか。しばらくの間は、産科医が出生前診断を積極的に実施しなくなる。なかには技術についてほとんど知らない産科医も出てくることとなった。そうなったのは、障がい者団体を中心とする反対運動による成果といえなくもない。しかし、議論を尽くした上での態度決定であったかといえば、かなり疑わしい。

出生前診断という技術は生命の選別の技術であり、いってみれば、アブナい技術である。しかし、激しい批判を受けた結果、強く意識されたのは、反対運動を誘発するという点でのアブナさだった。そのため、強い批判が出される技術については、とりあえず、表に出さず、様子をみようという態度が生まれることになった。

その点は、一九九〇年代あたりから、再び、出生前診断が広く行われるようになっても変わっていない。たとえば、九〇年代末の母体血清マーカー検査をめぐる議論である。

母体血清マーカー検査は妊婦の血液を採取して、胎児の異常を調べてやろうという技術である。一九七〇年代のイギリスで、二分脊椎症の胎児をもつ妊婦の場合、血液中の特殊なタンパク質の値が高くなることが発見された。そこから出発して、一九八〇年代のアメリカで、ダウン症も対象にした検査方法が開発されたのである。その方法は示標（マーカー）に三種類のタンパク質をとることが多いので、トリプルマーカー検査とも呼ばれる。

この検査は通常の採血だけですむので、羊水検査などと比べると、はるかに簡単である。検査会社からすると、すぐれた商品である。日本でも導入されるとすぐに普及し、たとえば高齢出産にあたるような妊婦については、一律にこの検査を勧める施設も出てくるようになった。

ところが、この検査は簡便なものではあるものの、結果は確率で出てくるだけである。もし確率が高い（たとえば、ダウン症児を産む確率が三〇〇分の一）とされると、確定診断のために羊水検査が必要となる。しかし、確率が高いと分かるといきなり中絶を選択する人が出てきたりして、問題視されるようになった。そもそも、事象の発生率が確率で示されても、その解釈はきわめて難しい。ダウン症児を産む確率が三〇〇分の一というのを、どう受け止めればよいのか。ともかく、高いとされれば、不安になることだけは間違いない。

こうして、母体血清マーカー検査についての専門委員会が旧厚生省審議会のなかに設置された。委員会は一九九七年に見解を発表した。

そこではまず、急速に普及した母体血清マーカー検査が事前の説明も十分ではなく、いたずらに妊婦に誤解や不安を与えている結果を招いていることが指摘された。それを受けて出された結論は、「医師は妊婦に対し本検査の情報を積極的に知らせる必要はなく、本検査を勧めるべきでもない」というものだった。その理由として、この検査では「十分な説明が行われていない傾向があること、胎児に疾患がある可能性を確率で示すものにすぎないこと、胎児の疾患の発見を目的としたマススクリーニング検査として使われる懸念があることといった特質と問題があること」があげられている。

これは、検査の実情を考えると、妥当な結論だったのかもしれない。しかし、とりあえず情報を出さないようにしましょうということで話がすむとは思われない。

現在のところ、この簡便な検査では、結果は解釈の難しい確率としてしか示せない。だが、検査技術の進歩は著しい。実験段階では、妊婦から採取した血液から胎児由来の成分を選り分けて、確定診断をつけることも可能になっている。もし、血液検査による確定診断が実用化されれば、少なくとも確率でしか示せないから、情報を出さないことにしようという理屈は成り立たなくなる。

いずれにせよ、技術の進歩は、生命の選別という問題を正面から突きつける。しかも、技術は生命の誕生そのもののあり方を大きく変えつつある。次に、誕生の場面で何が起きているのか、生殖技術をめぐる問題をさらに見ておかなければならない。

第五章

あなたは、悪質な遺伝子があるとしたら、それを断つべきだと思いますか？

――NIPT・強制不妊救済法・相模原事件・優生思想

「新型出生前診断」、ＮＩＰＴの登場

二〇一二年八月末、新たな出生前診断の日本導入が報じられた。八月二九日付の『朝日新聞』は「ダウン症、妊婦血液で検査　精度九九％、国内一〇施設　三五歳以上対象、費用二一万円」という見出しをつけた。記事は、妊婦の血液で胎児がダウン症かどうかを調べる検査が大学病院を中心とする一〇施設で三五歳以上の妊婦対象に臨床研究として行われる予定であり、費用は二一万円ほどだと報じていた。

この「新型出生前診断」は現在だとＮＩＰＴと称されることが多い。「無侵襲的出生前遺伝子検査（non-invasive prenatal genetic testing）」という英語の頭文字を並べたものだ。検査は妊婦からの少量の採血ですむ。採血だけで流産が起こるとは考えにくいので、侵襲のない出生前検査だというわけである。

母体血には胎児のＤＮＡの断片がごく少量流れている。新しい検査はまずその断片を新型シークエンス技術を使って短時間に大量に増やし、染色体ごとに番号順に分類してやる。

そうすると、染色体が一対ではなく三重（トリソミー）になっているかどうかが判断できる。二一番染色体がトリソミー（三重）ならば、胎児はダウン症だと推測されることになる。

ＮＩＰＴは記事にもあるように、母体血検査とはいっても、従来の母体血清マーカー検査と比べると精度が格段に高いことが喧伝されてきた。たしかに、ダウン症の胎児を対象とする場合の検査精度は一〇〇％に近い。しかし、偽陽性もありうる検査なのだから、妊婦すべてを対象にした場合の精度は五〇％程度に下がる。ダウン症が染色体異常のなかでは出現頻度が一番高いとはいっても、平均すると新生児一〇〇〇人に一人くらいなのだから、当たり前である。少なくとも今のところ、この検査の結果は確率として示されるにすぎない。確定診断には侵襲的な羊水検査が必要となる。

簡便で精度の高い検査の普及は世界的にすさまじいものがあった。二〇一一年一〇月に米国で市場化されると、すぐに中国でも採用される。中国の場合、政府系企業が検査を実施し、翌二〇一二年三月までに実施数は二三万件にのぼった。その二〇一二年にはヨーロッパ各国へ広まり、日本でも導入という話になったのである。

日本では検査開始の報道が出るとすぐに当時の小宮山洋子厚生労働大臣（民主党）が記者会見で「日本産科婦人科学会がなるべく早く自主規制を示して欲しい」と述べ、実施に慎重な姿勢を示した。日本産科婦人科学会（日産婦）もただちに研究以外の一般的な検査として安易に実施するのは「厳に慎むべきだ」とする声明を発表し、ガイドラインが出るまで「新型出生前診断」の実施を延期するように求めた。日産婦は一〇月に検討委員会を設置してガイドライン案を作成し、翌二〇一三年三月に「母体血を用いた新しい出生前遺伝学的検査に関する指針」を確定した。

日本で新型出生前診断が公式に実施されるのは、結局、報道から半年以上経過した二〇一三年四月一日からになる。公式には「遺伝カウンセリングを適切に行う体制」を有すると認められた登録施設だけで検査することになった。施設を認定するのは日産婦ではなく、日本の医学系学会の連合体である日本医学会である。

日産婦のガイドラインは前章で見た母体血清マーカー検査に関する旧厚生省委員会の一九九七年見解をそのまま引き継いでいる。「指針」は、その「見解」と同じく、「（一）妊婦が十分な認識を持たずに検査が行われる可能性があること、（二）検査結果に対し妊婦が誤解する可能性のあること、（三）胎児の疾患の発見を目的としたマススクリーニング検査として行われる可能性のあること」といった問題点を指摘している。そのため、この「母体血を用いた新しい出生前遺伝学的検査について医師が妊婦に積極的に知らせる必要はない」し、「医師は、母体血を用いた新しい出生前遺伝学的検査を妊婦に対して安易に勧めるべきではない」。ただし、妊婦の側から説明を求められれば、「登録施設で受けることが可能であることを情報として提供」しなければならないというのである。新型出生前診断について、母体血清マーカー検査がNIPTに変わっても、問題点はなくなったわけではない。新型出生前診断については大きく報道された。知らない妊婦は少ないはずである。多くの人が説明を求めても不思議ではない。求められれば、情報をきちんと提供するのは医療者の義務である。そういった形で対応すれば、検査の実施数は増えるはずである。いうまでもなく、そのことは問題点が解消されることを意味するわけではない。ガイドラインは残る問題点について対応を回避し、そのまま妊婦の選択に委ねただけだ。ここでも「本人の意思」は「酷な話」をスルーする便利な方便として機能している。

検査を公式に実施できる登録実施施設は最初一〇カ所と報道されていた。だがその後次第に増加し、二〇一六年にはほぼ全国の都道府県で受診が可能となった。二〇二〇年には、認定施設は一〇九カ所にまで増えている。受診者は二〇一三年四月スタートから一年目で七七四〇人だったのが、二年目には一〇〇六〇人に増加した。

二〇一五年六月二九日の『朝日新聞』によると、「二年間で受診した一七八〇〇人のうち、二九五人が陽性と判定された。うち羊水検査で異常が確定したのは二三〇人。子宮の中で胎児が死亡した人もいた。二二一人が中絶し、妊娠を継続したのは四人だった」という。

異常が確定すると九〇％以上が中絶を選択している。

受診者増加の背景には晩婚化、女性の働き方・ライフスタイルの変化、妊娠・出産年齢の上昇といった変化があるとされる。たしかにこのところ出生前診断全体も急速に実施数が増えている。日本で高齢出産とされる三五歳以上の妊婦では、二〇一五年あたりで四人に一人くらいに達しているともいわれている。

個々の具体例に即して考えれば、こうした動向について単純に良し悪しをいうことはできない。しかし、胎児の疾患の発見を目的としたＮＩＰＴが新たな命の選別の機会になっていることは間違いないだろう。

ＮＩＰＴの自由化？

出生前診断の「需要」は確実に増えている。そうした中、日産婦は二〇一八年に「新型出生前診断の拡大実施に対する意見書」、翌二〇一九年三月には「母体血を用いた出生前遺伝学的検査（ＮＩＰＴ）に関する指針（案）」を出し、実施体制を見直す方針を打ち出した。ＮＩＰＴの実施条件を大幅に緩和し、実質的に遺伝カウンセリングの体制が整っていない産婦人科クリニックでも受けられるようにしようというのである。

元々、日産婦のガイドラインについては、開業医を中心とする日本産婦人科医会などから、施設認定の条件が厳しすぎて、実施可能施設が制限されすぎだという不満が出されていた。しかも、その制限は現実には機能せず、二〇二〇年あたりには無認可施設での実施数の方が多くなっている実態も明らかとなった。

検査を未認可で実施している施設は産婦人科とは限らない。ネットで検索すれば、NIPTを扱う施設がずらっと出てくる。目立つのは美容外科である。ネットを通じてお金さえ払えば、じつに簡単に受診できる。NHKのニュースでは、受診したところ、いきなり一八トリソミーだという結果が通知され、驚いたという妊婦の話を取り上げていた。クリニックに電話したところ、病気についてはネットで調べてくださいといわれただけだったという。

どうして未認可施設が「参入」しているのか。それは商売になるからだ。出生前診断は基本的に健康保険の適用外の自由診療となる。費用はそれぞれの施設が独自に設定できる。母体血清マーカー検査がほぼ一〜二万円であるのに対して、NIPTは現在でも二〇万くらいの料金になる。新型シークエンス技術をもつ検査会社は検査費用を高く設定している。それにしても諸外国と比較すると、日本の費用は格段に高い。しかも検査は検査会社に外注すればいいので、実施施設の儲けは大きい。出産数が減少しているなか、検査は産婦人科のクリニックにとっても重要な収入源となるはずだ。簡単に無侵襲的に調べられて、妊婦の「不安」に応えられるとすれば、これを逃す手はない。

日産婦のガイドラインは検査を登録実施施設に限っているとはいっても、罰則を伴う法律ではなく、強制力のない紳士協定にすぎない。未認可施設で検査が広まっても不思議ではない。それを放置しておくよりは、専門の産婦人科のクリニックに枠を広げる方がはるかにましなはずであるということなのかもしれない。

日産婦は二〇一九年三月に示した案を、日本小児科学会や日本人類遺伝学会などの他関連学会からの批判にもかかわらず、一〇月には正式承認しようとした。しかし、そこに厚生労働省から待ったがかかってしまう。検査実施施設の大幅拡大案は二〇二一年に入った段階でも実現には至っていない。ただし、コロナ禍のなかで日産婦は検査可能施設の大幅拡大案をすでに厚労省にも了承させているといった報道も流れている。結局は増加する検査希望に対応する形で実質的にどの産科でも受診できるようになる可能性は高い。そうなれば、出生前診断がもつ問題を正面から問うといったようなことは、患者の希望の前では無用なことであるだけでなく、患者にトラウマを与える害悪になるだけだとされる可能性もまた高いだろう。

強制不妊救済法と「我々」

日産婦がＮＩＰＴ実施拡大に踏み切る姿勢を見せ始めたころ、国会では「強制不妊救済法」（「旧優生保護法に基づく優生手術等を受けた者に対する一時金の支給等に関する法律」）が成立した。二〇一九年四月二四日のことである。この法律はＮＩＰＴ実施拡大案に厚労省が待ったをかけたことにも影響を及ぼしたはずだ。

この議員立法は参議院本会議で全会一致で可決、成立した。その「前文」には、次のようにある。

昭和二三年制定の旧優生保護法に基づき、あるいは旧優生保護法の存在を背景として、多くの方々が、特定の疾病や障害を有すること等を理由に、平成八年に旧優生保護法に定められていた優生手術に関する規定が削除されるまでの間において生殖を不能にする手術又は放射線の照射を受けることを強いられ、心身に多大な苦痛を受けてきた。

このことに対して、我々は、それぞれの立場において、真摯に反省し、心から深くおわびする。……

「前文」はさらに「このような事態を二度と繰り返すことのないよう、全ての国民が疾病や障害の有無によって分け隔てられることなく相互に人格と個性を尊重し合いながら共生する社会の実現に向けて、努力を尽くす」とも述べている。この法律によって、被害者一人あたりに三二〇万円の一時金が支給される。対象は法律成立時点でおよそ二万五千人と見込まれていた。

立法のきっかけは二〇一八年一月に宮城県に住む六〇代の女性が国に損害賠償を求めて起こした裁判にある。女性は一〇代半ばに旧優生保護法下で知的障がいを理由に不妊手術を強制された。そのことが個人の尊厳や自己決定権の尊重を認めた憲法に違反していると いうのが訴えの主旨だった。この提訴を受けて、三月には国会に被害の実態を把握し、救済のための議員立法を目指す動きが生まれる。それが翌年の法律成立に結びついた。

問題の旧優生保護法は、第二次大戦後まもなくの一九四八年に制定された。従来、この法律は中絶の法的自由との関係で時にかなり激しい議論になることはあった。それは、この法律には成立翌年に経済的理由による中絶を認める条文、いわゆる経済条項が置かれ、中絶の法的容認の根拠となってきたことが関係している（日本は堕胎罪の規定が現行の刑法にも残っており、刑法的には中絶禁止の国である）。それと比べると、優生保護法による強制不妊が問題にされることはほとんどなかった。

しかし、優生保護法という法律の主目的は中絶の法的自由化にあったわけではない。「この法律は、優生上の見地から不良な子孫の出生を防止するとともに、母性の生命健康を保護することを目的とする」というのが「法律の目的」を述べた第一条である。法律は、その目的実現のために優生手術の手続きを定めるもので、文字通り「優生保護」法だったのである。

では、「強制不妊救済法」がいう「それぞれの立場において、真摯に反省し、心から深くおわびする」べき「我々」とはそもそも誰なのだろうか。この曖昧な主語には、法律成立に至る政治的駆け引きが関係しているだろう。しかし、そのこととは別に旧優生保護法がもたらした苦痛に対する責任を広い観点から考えてみることはやってみるだけの価値はあるように思う。訴訟から「強制不妊救済法」立法までの動きは素早かったといえる。それに先立つ優生思想の長い前史を概観してみよう。

●優生思想の展開

「優生」とは「良質の遺伝形質を保って、子孫の素質をすぐれたものにすること」だと手元の辞典にはある（小学館『国語大辞典』）。ここではとりあえず、「優生思想」とは「遺伝学的理由による人間の区別・差別を肯定する考え方、特にその考え方に立つ社会政策的主張」と押さえておけばよい。典型例は前章で触れた「不幸な子供を産まない運動」だ。ここではあらためて優生思想について簡単に歴史を再確認しておくことにしたい。

優生思想は古代からあったといえる。代表は前四世紀の大哲学者プラトンである。

プラトンは対話篇『国家』（藤沢令夫訳、岩波文庫）のなかで理想国家を論じ、子育ては国家の管理の下で行う必要があると主張している。善の実現を目指す理想国家にとっては、国民ができるだけ優れた人間となることほど善いことはない。そのため、子育てを各家庭に任せるのではなく、子どもを共有し、国家が責任をもって育てなければならない。もっとも優れた男女から生まれた子どもは育て、もっとも劣った男女から生まれた子どもは育てないようにすべきである。劣った者たちの子どもや欠陥児については、「これをしかるべき仕方で秘密のうちに隠し去ってしまう」べしというのがプラトンの結論だった。プラトンからすれば、善き国家が優秀で有用な人間のみを育成する政策を採用するのは、当然のことだった。

ここには生まれつきの優劣という差別を根拠にする社会政策の主張、典型的な優生思想がある。その物語を徹底した形で実現するのは、はるか後の二〇世紀のナチス・ドイツだといえる。ナチスには、一九世紀に誕生した「優生学」という新しい科学の主張が決定的な影響を及ぼしていた。

「優生学（eugenics）」は一八八三年にイギリスのフランシス・ゴルトンが「よい種」という意味のギリシャ語から作った語である。ゴルトンは「優生学」を「適者たる人種や血統に対して、不適者に優越するよりよい機会を速やかに提供することによって、人類系株を改良する科学」と定義している。適者／不適者をめぐる遺伝学の知識によって人種や血統、最終的には人類を改良する新しい科学が優生学だというのである。

当時、人間のあらゆる部分を測定し、数値化してやる人体測定学と呼ばれる「科学」が隆盛をきわめ、膨大なデータが蓄積されていた。人体測定学・生物測定学は骨相学を背景に生まれた。ゴルトンは元々生物測定学の専門家で、収集した家系の「科学的」データを統計的手法を用いて分析し、「正しい」遺伝知識の普及によって「優生学」を実現しようとした。

ゴルトンは医学に統計学を利用した先駆者だった。統計分析を学ぶと必ず名前の出てくるカール・ピアソンはゴルトンの盟友である。二人は『生物測定学』という優生学の専門誌を創刊し、新たな「科学」を展開しようとした。遺伝をめぐっては科学の装いをした言説がもてはやされるのは、今も昔も変わらない。現在から見ると、その主張の多くは「科学的」とはとてもいえず、トンデモ科学の典型でしかない。しかしゴルトンの優生学という新しい科学の主張はまたたく間に広がっていく。

まず広がったのは一八九〇年代以降のアメリカである。アメリカで優生学は「社会ダーウィニズム（社会ダーウィン主義）」と呼ばれた。チャールズ・ダーウィンのいとこだったゴルトンの優生学はダーウィンの進化論を人間社会に応用し、社会の進化・発展をコントロールしようという社会理論という形をとったからだ。

アメリカの場合、社会ダーウィニズムが広まった背景には一九世紀後半の貧富の差の拡大や移民の増加による社会不安があった。『優生学から見た遺伝』（一九一一年）という本は、「地中海民族の血はアメリカ人の肌を黒くし、背を低くし、移り気にし、……窃盗・誘拐・暴行・殺人・レイプ・性的不品行を犯しやすくするだろう」と、不吉な予言を述べている。身体的、道徳的に劣った民族の移民がアメリカを劣化させる、進化を促す淘汰ではなく逆淘汰が起きるというわけである。移民差別の対象はヨーロッパからのいわゆるラテン系民族からほどなくアジア系民族へと移り、一九二四年の移民法、別名排日移民法の成立に結びつく。

またアメリカでは逆淘汰への対抗手段として強制断種を法律によって行うことになる。州施設に入所している犯罪者・白痴・レイプ犯・精神薄弱者のうち医師によって「改善の余地なし」と判定された者たちが断種の対象とされたのである。アメリカでの強制断種法は一九〇七年のインディアナ州に始まり、一九三一年までに三〇州で成立する。全米で法律による断種は三千名を超えている。優生思想を単なる物語ではなく、法律という現実の社会政策として最初に実現したのはアメリカだったのである。

ごく大雑把にいえば、このアメリカの優生政策がヨーロッパの一部に広まり、ナチス・ドイツを経て、二〇世紀半ばには日本にまで及ぶのである。

ヨーロッパで断種法はまず一九二九年のデンマークに成立し、それが他の北欧諸国やアイスランドなどへ広がっていく。そしてついに、一九三三年に成立したナチス政権は同年に「遺伝病的子孫の増殖防止に関する法律」を制定する。この法律によって、ドイツでは、一九三九年までに三七万五千人が断種された。

そのナチスの断種法をモデルにして日本でも一九四〇年に国民優生法が成立する。法の目的は「悪質なる遺伝性疾患の素質を有する者の増加を防遏《ぼうあつ》すると共に健全なる素質を有する者の増加を図り以って国民素質の向上を期すること」にあった。優生思想は現実の社会政策として二〇世紀前半の世界を回って極東にまで至ったのである。

●旧優生保護法と優生思想

優生思想は世界中を席捲したものの、第二次世界大戦が終わると端的な悪と見なされることになる。ナチス・ドイツの優生政策は法律による強制的断種をもたらしただけではなかった。法律となる一歩手前で挫折した安楽死政策が秘密計画として実施され、対象が障がい児に始まり障がい成人へと拡大され、やがて強制収容所での大量虐殺へとエスカレートしていった。ホロコーストで有名な毒ガス室も遺伝性と見なされた精神障がい者を安楽死させるために一九四〇年代初頭に六つの精神病院に設置されたものに起源がある。そうした事実が第二次大戦後に明らかとなり、国際的には、優生思想といえばナチスであり、否定すべき悪だという理解が一応浸透することになった。その結果、生命倫理の分野で何か問題が起こるとそれはナチスの優生思想だといって切って捨てればいいといった紋切り型の反応も出来上がることになった。しかし、日本はそうした動きとは無縁だったといえる。戦時下の一九四〇年の国民優生法を受け継ぎ、優生思想をはるかに強化した優生保護法が第二次大戦後に成立するからである。

一九四七年、婦人を含む普通選挙が初めて行われ、それを受けて第一回国会が開催された。そこに当時の社会党議員の福田昌子、加藤シヅエ、太田典礼の三名が最初の優生保護法案を提案した。いずれも戦前の産児制限運動と深い関わりがあった人たちだ。

加藤は新たな法案を提案した理由を説明して、「軍国主義的な、生めよ殖やせよの精神によってできた」国民優生法が「むしろ出産を強要することを目的」としていたのに対して、法案が「よい子供を生みたい、愛する子供には十分な条件のもの《ママ》に子供を生んで、りつぱに育てたいと考えておりますところの多くの母親たちの声」には応えるものだと述べている。それが敗戦によって「狭い国土の中に人口が過剰」となった日本の現状を変え、「文化国家」とする道だというのである。

一九四〇年の国民優生法による優生手術は第二次大戦後の一九四七年までに五三八件になる。件数は他国の例に比して少ない。それは実際に行われた不妊手術が同意のあるものに限られていたことや、そもそも法律が、加藤がいうように、「産めよ殖やせよ」「たくさん子どもを産んで、いい兵隊さんにしましょう」を国是としていた戦時下に成立したことが関係しているだろう。そこで新たな法案が提案されたのだが、加藤たちの法案は審議未了で廃案となってしまう。

そして翌年の第二回国会には別の法案が成立する。日本進歩党の参議院議員谷口弥三郎が提案したものだった。谷口は産婦人科医で熊本医学専門学校（熊本大学医学部）教授も務め、後に自由民主党に加わり、日本医師会の会長や久留米大学学長にもなった人物である。戦争中は「産めよ殖やせよ」の国策の推進者だったのが、戦後は反対の産児制限の立場に見事に転身していた。

その谷口は、法案の提案理由の説明のなかで、人口問題を取り上げ、すでに日本は人口的に「飽和状態」にあるだけではなく、「子供の将来を考えるような比較的優秀な階級の人々が普通産児制限を行い、無自覚者や低脳者などはこれを行わんために、国民素質の低下即ち民族の逆淘汰が現われてくる虞《おそ》れがあります」と述べている。この「国民素質の低下」「民族の逆淘汰」という主張は、優生学では、一九世紀末に登場して以来、常套句になっていたものにほかならない。それを谷口は留学先だったドイツのナチス経由で知っていた。

優生学によれば、たとえば優秀な家系と劣った家系が半々の状態にある社会を仮定し、それをそのまま放置すると、一世紀後には社会の大部分は劣った血統の人間となることが「科学的に」証明される。貧乏人の子沢山、悪貨は良貨を駆逐し、民族の質が低下する。「逆淘汰」である。それを放っておくと大変なことになる、何とかしなければならない。その何とかする手段が強制断種にほかならなかった。男性ならば輸精管、女性ならば輸卵管を縛ったり、切ったりして、子どもができないようにする。そうすれば、「よい種」だけが残り、「人類系株を改良」できるというのである。

しかし、断種といった消極的・否定的優生学と呼ばれる方法を使っても、人類のような巨大な雑系遺伝集団では「優秀な」遺伝子だけになることはありえない。じつは優生学の登場の時点から、こうした批判はかなり有力なものとして存在していた。それに精神疾患に遺伝性を想定する科学的根拠にも疑問は向けられていた。つまり、科学的であることを標榜する優生学に対しては、登場した当初から常にその科学的正当性が疑われていたのである。

そうした疑念は優生保護法の成立時においても出されていた。しかも、強制不妊が基本的人権の尊重を定める憲法に反するのではないかという批判も出されていた。しかし人権批判は、断種手術は各都道府県に置かれる優生保護審査会で審査し、不服が申し立てできる制度になっているということでかわされ、法律は成立する。第二次大戦直後の日本では人口過剰問題が声高に指摘され、目立つのは優生思想礼賛の声だった。

たとえば、優生保護法が作られた翌年の一九四八年に慶應大学で第三者からの提供精子を用いた非配偶者間人工授精（ＡＩＤ）による初の出産が行われたことが大きく報じられた。マスコミには賛否さまざまな意見が登場しているが、加藤シヅエや社会運動家の牧師として知られる賀川豊彦は第一号の精子提供者が医学部の学生だったということから、人工授精は日本人を優秀にする望ましい方法であり、普及させるべきだといった意見を開陳している。こうした優生思想的発言が問題視されることはまったくなかった。旧優生保護法が成立した当時の日本では、優生思想はむしろ進歩的な肯定されるべき主張だった。

第二次大戦後の世界では一応成立したはずの「優生思想＝悪」という認識は日本には無縁であったように見える。ただし、優生保護法の提案者たちは第二次大戦後も強制断種を認める優生思想法が北欧やアイスランドには残っていることを確認している。世界の認識に対してたんに無知であったわけではない。

優生思想は人間に適者／不適者、優良／不良、正常／異常、健常／障がいといった区別をおき、後者を抹殺することが国家社会のためであるという差別思想を社会制度的に具現するものにほかならない。第二次大戦の敗戦によって植民地を失い、人口問題を抱えることになった日本にとって、強制不妊手術による社会改革が不可欠だと信じられていた。そこには強制的断種法が福祉国家を裏打ちするものとして受け入れられていく北欧諸国と似た構造が指摘できるはずである。不適格者を排除することで社会は防衛されなければならない。

しかしこの防衛思想は科学的に誤っている。それにもかかわらず、日本には、北欧などでも一九九〇年代末までには優生思想法が廃止された後もなお優生保護法が残り、法律に基づく強制断種は五〇年近く維持されていた。日本社会が優生思想を悪とする視点を欠き、そこにある差別に鈍感だったことは認めざるをえない。強制不妊救済法はそうした点に「真摯な反省」を迫るはずのものでもある。

二〇一六年七月二六日未明、神奈川県相模原市にある知的障がい者福祉施設「津久井やまゆり園」に二六歳の元職員の男性が侵入し、入所していた一九歳から七〇歳までの計一九名の障がい者を刃物で殺害し、さらに入所者と職員二六名に重軽傷を負わせた。逮捕された男性が同年の二月に衆議院議長に渡そうとした手紙には、「私の目標は重複障害者の方が家庭内での生活、及び社会的活動が極めて困難な場合、保護者の同意を得て安楽死できる世界です」とあった。また、男性はその後も「意思の疎通ができない人間が、生きていても意味がない」と語っているとも報じられて、世間に大きな衝撃を与えた。さまざまな形で指摘されているように、事件は優生思想を具現化するつもりで引き起こされたものだったことは間違いない。

事件についていくつかの大学で感想を求めると、やったことは悪いが、考え方は分かるという学生がそれなりにいる。ＳＮＳ上には同様な意見も多数現れたという。ＬＧＢＴは生産性がないと公言しても国会議員を続けられる自由の国だということかもしれない。しかし、障がいを他人事としか受け取れない想像力の欠如が、そこにはある。いずれにせよ、優生思想の問題はいまだに問題として自覚されていないところがある。その点で優生保護法による強制断種の問題を真摯に反省することは大いに意味があるというべきだ。

優生保護法が成立した頃には、優生思想は社会を改良する進歩の思想であり、むしろ肯定されるべきものだった。ほとんど誰も強制不妊に疑問を抱かず、当然のことだと思っていたといえるかもしれない。そうした昔のことを、現在の視点に立って、断罪することは無意味といえば、無意味である。しかし優生保護法以前の国民優生法の段階から科学的批判はすでに存在していた。少なくとも法律を成立させただけではなく、それを放置してきた国の責任は問う必要はあるだろう。国の責任を「我々」という言葉で曖昧にすることは許されない。

しかし、問題が国の責任をいうだけで終わるのかといえば、それも疑わしい。「遺伝学的理由による人間の区別・差別を肯定する考え方」やその亜種は過去の遺物ではなく、適者／不適者、優良／不良、正常／異常、健常／障がいといった人間の区別を絶えず生み出し続けている。そうした区別はむしろ恒常化され、構造的に強化されている。おそらくはそのことを考えるように促すところに「強制不妊救済法」が成立した意味は求められる。

第六章

あなたは、代理出産を依頼しようと思いますか？

――生殖技術の展開と自然主義VS契約主義

●――おばあさんが孫を産む

二〇〇六年一〇月一五日、新聞各紙は、国内初の「孫」の代理出産を大きく報じた。「五〇代女性が代理出産、娘夫婦の受精卵で　国内初」という見出しをつけたのは、『朝日新聞』である。

その日、長野県下諏訪にある諏訪マタニティクリニックの根津八紘院長が東京で記者会見を開き、「五〇代後半の閉経後の女性が、娘夫婦の受精卵を子宮に入れて妊娠、昨春に出産」したことを明らかにした。娘は三〇代で、子宮ガンで子宮を摘出していた。そこで、母親が代理出産を引き受けた。「子どもは出産した女性の子として届けた後、娘夫婦と養子縁組」されたという。

記事の説明用の図では、子どもの絵に「法律上は祖母の実子、遺伝上は夫妻の実子、戸籍上は夫妻の養子」という吹き出しがついている（図表5　祖母が孫を産む）。『朝日』の記事は、「こうした代理出産は、家族関係が極めて複雑になる。日本産科婦人科学会（日産婦）は会告（指針）で代理出産を禁じているが、法律の取り決めはない。是非や法整備をめぐる議論が活発化しそうだ」と述べている。

図表５　祖母が孫を産む

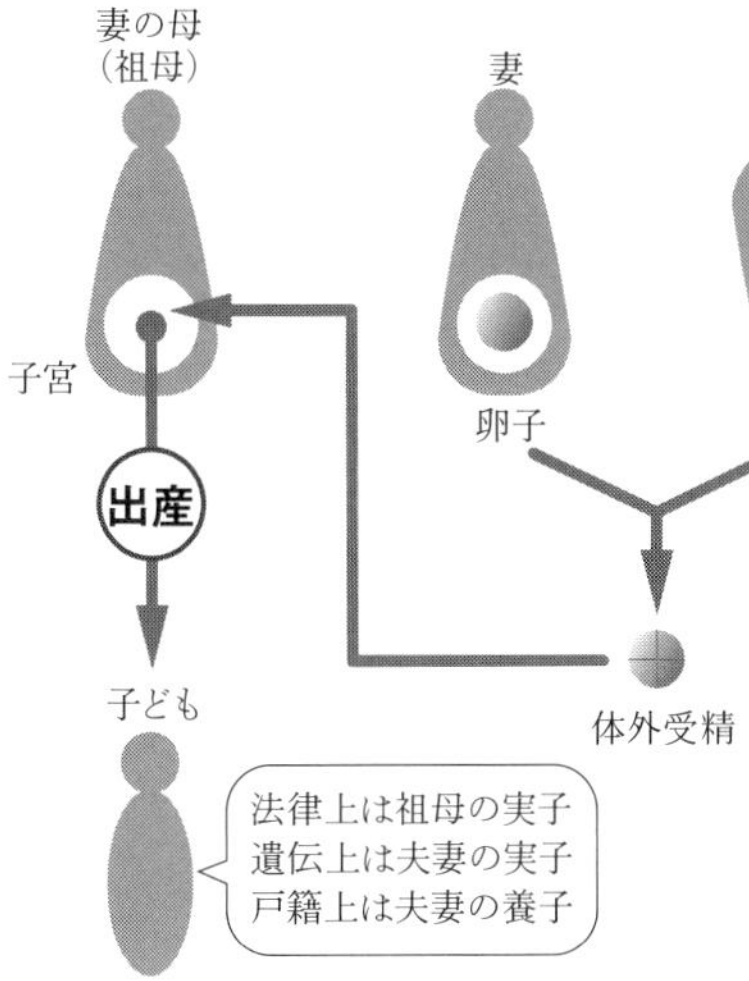

朝日新聞（2006年10月15日）朝刊

生物学的には祖母にあたる人が、孫を産む。これではたしかに家族関係がきわめて複雑になるだろう。

ややこしくなったのは、いうまでもなく、医療技術の進歩のためである。特に体外受精と呼ばれる技術が実用化されたことが決定的だった。

体外受精は卵子と精子を取り出して受精させ、受精卵を母体内に戻してやる技術である。この技術によって、じつに多様な出産形態が可能になった。

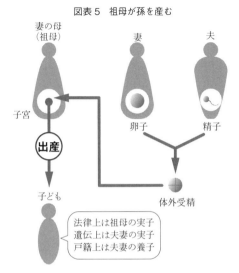

一人の子どもに五人の親

たとえば、一九九〇年代後半に、アメリカで、合計五人の親をもつ子どもの裁判が話題となった。

サンフランシスコのジョンとルアン夫妻が、子どもをもちたいと考えた。しかし、夫妻はともに生殖能力がなかった。そこで、体外受精技術を利用することになった。夫妻が選択したのは、かなり面倒な方法だった。まず、それぞれ第三者に卵子と精子を提供してもらい、体外受精で受精卵を作る。次に、それをまた別の女性の子宮に移し、産んでもらうというのである。この方法は、卵子と精子の提供者、それに代理出産を引き受けてくれる女性、パメラも見つかり、実施に移された（図表6　一人の子どもに五人の親）。

ところが、依頼者夫妻は出産のひと月前に離婚してしまう。そこで出産を引き受けたパメラが裁判を起こすことになった。子どもがかわいそうだから、自分で育てたい、産んだ子どもを養子とすることを認めてほしいと訴えたのだ。

だが、この代理母の訴えは退けられた。裁判所は、子どもは離婚したルアンが育てるほうがよいと判断したのである。ただし、親権が認められたわけではない。元妻に認められたのは、後見人の資格だけだった。こうして、生まれた子どもには育てる女性は決まった

図表6　一人の子どもに五人の親

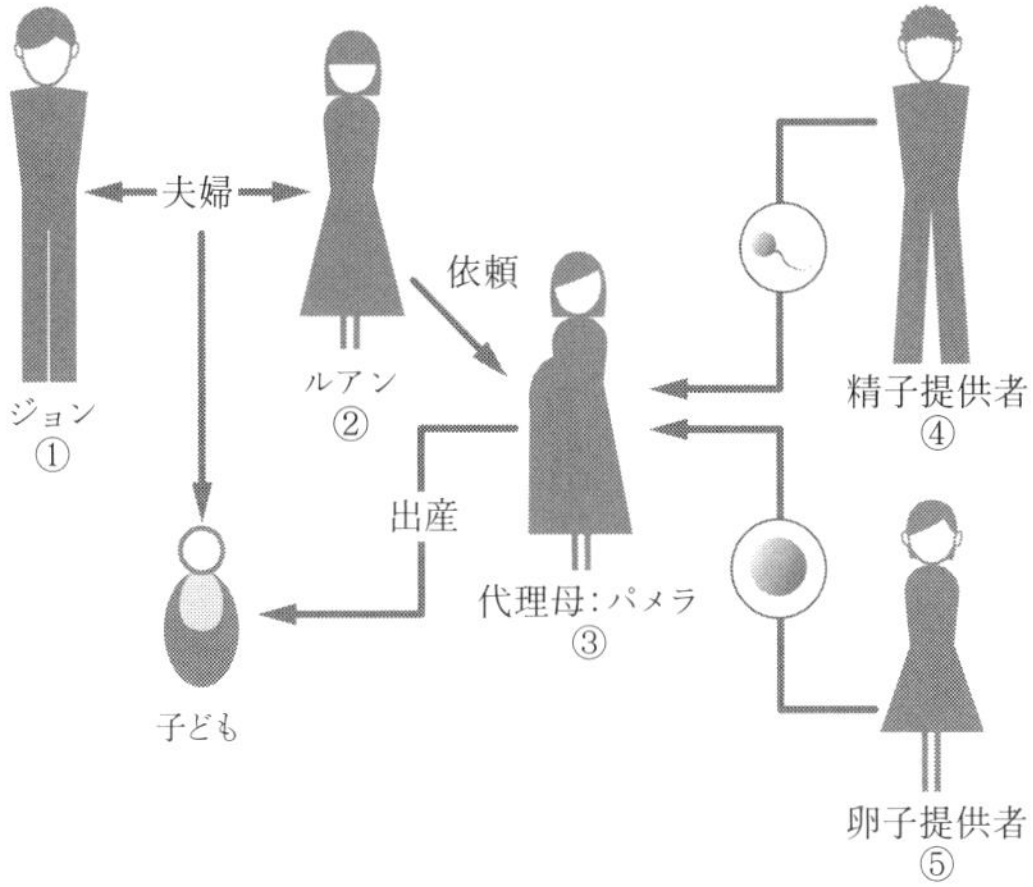

ものの、法的な親はないことになった。
しかし、そこで話は終わらなかった。今度は後見人資格を得たルアンが、離婚した元夫のジョンに養育費の支払いを求めて、裁判に訴えた。ジョンは支払いを拒否していた。自分は子どもとは遺伝的なつながりがいっさいないから、というのである。
この元夫の主張は、生まれてきた子どもに対してあまりにも無責任といいたくなる。だが、第一審で認められたのは元夫の主張だった。そこで裁判はその後も続くことになる。
離婚した夫婦が子どもの法的な親であると最終的に認定されたのは、三年後のことだ。こうして、生まれてきた子どもの親がようやく決まることになった。それは妥当な結論だったのかもしれないが、こう書いていてもやりきれなくなる話ではある。

子どもの国籍が決まらない

日本でも、二〇〇八年八月、代理出産を依頼した夫妻が離婚したために、生まれてきた子どもの法的地位が決まらなくなった事例が大きく報じられた。

愛媛県内の四〇代の男性医師が、医師仲間に紹介されたインド人実業家を通じて、インドの病院で第三者の卵子提供による代理出産を依頼した。そうして、二〇〇八年七月に女の赤ちゃんが誕生した。

しかし、依頼者夫婦が出産直前に離婚したために、母親欄の記載が「不明」とされたまま、生まれてきた子どもの出生届が提出された。その結果、赤ちゃんは無国籍状態となった。元夫は子どもを引き取るつもりだったものの、パスポートが取れないので子どもを連れて日本に出国するのは無理だった。

元夫は養子縁組を考えたようだ。しかし父親欄に自分の名前があるために、養子縁組は法的に不可能だったし、インドでは独身男性が女子を養子にすることは認められていない。

男性は、インドの弁護士に相談したり、日本の外務省に問い合わせたりしたものの、うまい解決策は見つからなかった。そこで、男性は、子どもを引き取れないまま、ビザの関係で帰国し、マスコミに訴えた。

元夫によると、代理出産にかかる費用は渡航費なども含め、総額で四〇〇万～五〇〇万円、代理出産を引き受けた二〇代後半のインド人女性への謝礼は約五六万円だったという。

事件はインドでも大きくとりあげられたようだ。インドの最高裁は、代理出産を依頼した男性の母、つまり生まれてきた子どもの祖母が赤ちゃんの面倒を見ることを期限つきで認めている。

他方、インド西部ジャイプールにあるNGO（非政府組織）が、赤ちゃんの外国連れ出し禁止を求める裁判を地元の裁判所に起こしたことも報じられた。NGOによれば、代理出産に関する法律のないインドで、代理出産で生まれた子どもを外国に引き渡すことは「人身売買」にあたり認められない。また、代理出産を依頼した元夫婦をはじめ、誰も親権を主張することはできないというのである。

結局、生まれた子どもには、日本政府が人道的見地からビザを発行し、祖母（依頼男性の母親）にともなわれて、二〇〇八年一一月に日本に入国した。ただ、子どもの国籍の問題には、入国した時点では、決着がつかないままとなった。

「自然主義」VS「契約主義」

どうして、親の決まらない赤ちゃんが出てくるのか。サンフランシスコで裁判となった事例では、生まれた子どもには法的な両親、生物学的な両親、それに産みの親がいることになった。一人の子どもに、五人の親。こんなことは、「自然」には絶対に起こらない。そうなったのも、元はといえば、体外受精の技術があったからだ。それが、自然な親子関係を壊してしまった。

従来、法的な親子の関係は、自然主義に基づいていた。親子関係は生殖、出産の自然な過程のなかでおのずと決まるものだったからだ。産みの親は生物学的な親であり、とりあえず、それが同時に法的な親でもあるといって、誰も怪しまなかった。

ところが、体外受精のような生殖技術が登場することによって、そうした自然主義が成り立たなくなった。生物学的な親と産みの親、それに法的な親がまったく別人であることが可能になったからだ。

遺伝学上の親と産みの親は、生物学的に決められるので、そこまでは自然主義でいけるかもしれない。しかし、こと法的な親となると、生物学をもち出しても、自動的には決まらない。自然主義は維持できないのである。

サンフランシスコの裁判では、代理出産を依頼したカップルが法的な親として認定された。そのカップルの男性は遺伝的なつながりがないのだから、親ではないと主張していた。しかし、最終的に裁判で重視されたのは、代理出産を依頼し、契約したことだった。つまり、法的な親は自然主義ではなく、契約主義によるという判断が採用されたのである。

たしかに、法的な親子関係は、もともと、生物学的なレベルとは違うものだ。人間の親子関係は文化や社会の制度に依存している。法的な親子関係は、遺伝学上の親子関係とは違い、どのような届けを出すかによって変わってくる可能性はあったからだ。

しかし、これまでは、生物学的な親子関係をそのまま法的な親子関係としても問題は生じなかった。というよりも、自然な関係に社会の制度は支えられているはずのものだった。単なる見なしとか約束にすぎないなどと、いい出す必要はなかった。すべて自然主義でいけたのである。

それが、現在では、うまくいかない場合が出てきて、自然主義と契約主義の綱引きが起こることになった。その結果が、親子関係をめぐるさまざまな裁判となって現れる。

出産は自然の枠を超えた

自然な親子関係は、いうまでもなく、自然な受精、妊娠、出産というプロセスに支えられていた。ここで「自然な」というのは、人の手が届かない、人間の意志を超えているということを意味する。

たしかに、結婚して、子どもが生まれた場合、カップルが相談して、自分たちで決めて産んだ、子どもを作ったのだというい方はできる。だが、カップルが決めたからといって、必ず子どもが生まれるわけではない。妊娠、出産は、肝心なところでは、人間の意志を超えていた。人間、生まれてくるのと死ぬのとは、自分で決めるわけではないはずである。実際、子どもを作るといえるにしても、子どもに恵まれるというい方のほうが実感としてはふさわしい。子どもが生まれるのは、いわば自然や神様のおかげだった。それが、体外受精によって、大きく変わってしまった。

体外受精は受精、妊娠、出産という自然なプロセスのうち、受精の場所を女性の体の中から外へ移動させた。たんにそれだけのことだといえなくもない。しかし、そうなることで、それまでは隠されていたプロセスが目の前に取り出され、いわば、可視化されることになった。

この可視化の影響は甚大である。目に見えれば、触れられるし、操作も可能となる。人為が入り込む余地が生まれたのである。

その点でわかりやすいのは、顕微受精という技術だろう。精子の数が極端に少なかったり、精子の運動能力が劣る場合には、体外受精はうまくいかない。そこで、精子を卵子のなかに直接送り込み、受精を促してやる技術が開発された。それが顕微受精である。これにはいくつかの方法があるが、現在では、一個の精子を極細のガラス管で吸引し、それを固定した卵子の細胞質に送り込むのが一般的だという。そうした作業が顕微鏡で見ながら行われる。

こうして、ごくわずかにせよ、人為の介入が可能になることで、自然の枠は次々に乗り越えられることになる。五人の親をもつ子どもの登場は、ほんの一例である。

たとえば、人の手が加われば、生殖能力の終わりは、出産能力の終わりとはならないらしいこともわかってきた。根津医師が公表した例で代理出産を引き受けたのは、閉経後の女性だった。六〇歳の日本人女性がアメリカで卵子提供を受けて妊娠し、慈恵医大で無事出産していたことが話題になったこともある。

さらには、卵子ではなくて、中絶胎児の卵母細胞を利用して、受精卵を作り、出産したいという女性がアメリカに現れ、議論を呼んだこともある。顕微受精の技術を使えば、尾っぽのない精子の核だけでも受精卵ができあがる。

生殖技術の領域は、今や「不自然」なことだらけだ。

●——「あたりまえ」の崩壊

根津医師は、おばあさんが孫を産んだことを公表した理由が、タレントの向井亜紀さん夫妻の代理出産をめぐる国の対応に感じた「憤り」にあったことを明らかにしている。

向井さん夫妻は、代理出産で双子の男児が生まれたあと、出生地のアメリカネバダ州の裁判所で双子との親子関係を確定する判断を得ていた。ネバダ州は、婚姻関係にある男女が結んだ代理母契約を法律で認めている。たしかに、出産を依頼したのは向井さん夫妻だし、遺伝学的にも夫婦が双子の親である。夫妻は、そのネバダ州裁判所の判決を根拠に、東京都の品川区に生まれてきた子どもたちを実子とする届けを出そうとした。

ところが、品川区は法務省の意向を受けて、届けを受理しなかった。そのため、夫妻は東京家庭裁判所に処分取り消しを求める裁判を起こすことになった。しかし夫妻の申し立ては、二〇〇五年一一月、家裁でも退けられた。

そこで、夫妻は即時抗告した。その結果、翌年の九月二九日に、不受理処分の取り消しを命ずる東京高裁の決定が出されることになった。ネバダ州裁判所の判決が「日本における公の秩序又は善良の風俗に反しないこと」を認めたのである。

しかし、当時の長勢甚遠法務大臣（自民党）はすぐに、「わが国では親子関係は分娩の事実によって発生するものということでやってきているので」、この高裁の決定には問題があると発言している。結局、法務省が決定に不服を申し立て、最高裁に抗告することになった。そうした代理出産への国の対応が根津医師の義憤を生んだというのである。

これまで、産みの親が法的な親であるということでやってきた。そのことはあたりまえすぎて、誰も疑問をもたなかったはずである。そうした「あたりまえ」のことに支えられて、法律といった社会の秩序は成り立ってきた。それが、不自然なことが起こると、とたんに怪しくなる。向井さん夫妻の裁判で、代理出産と公序良俗の対立が問題となったのも、そのためだ。

お祖母さんが孫を産むと、社会の「あたりまえ」が壊れてしまう。

●――最高裁の判断と「注文」

向井さん夫妻の代理出産については、すでに二〇〇七年三月末に最高裁の判断が示されている。結果的には、夫妻が求めていた親子関係の確認は認められなかった。

最高裁によれば、「実親子関係は身分関係の中で最も基本的なもの。基準は一義的に明確でなければならない」のであって、問題となったネバダ州裁判所の判断は「わが国の法秩序の基本原則、基本理念と相いれず、公の秩序に反する」というのである。こうして、「民法が定める場合に限って実親子関係を認める」という方針が堅持された。民法では、法務大臣が述べていたように、「親子関係は分娩の事実によって発生する」、つまり産みの親が法的な親だという出産自然主義が採用されている。したがって、向井さん夫妻の訴えは認められない。

ただし、同時に最高裁が国会に異例の注文をつけたことも大きく報道された。

最高裁は、「遺伝的なつながりのある子をもちたいという真摯な希望と、他の女性に出産を依頼することについての社会一般の倫理的感情を踏まえ、立法による速やかな対応が強く望まれる」と述べたのである。

最高裁がつけた注文は、なるほど、もっともなものに見える。たとえば、代理出産による親子関係などは、明治以来の現行法の視野にはまったく入ってはいなかった。考えてもいなかったことを無理矢理にでも法律で処理しようとすれば、問題が出てきても不思議ではない。そのことを考えれば、立法機関の早急な対応が求められるのは当然だろう。新しい事態にはそれを盛る新しい皮袋が必要なのである。

しかし、便利な新しい皮袋がすでにどこかにあるわけではない。問題は一昔前には誰も想像もしなかったような事態から生じている。未知なる出来事にどう対処するか。出来合いの方策に頼れる見込みは少ないだろう。「真摯な希望」と「社会一般の倫理的感情」を調停すべきなのはわかるにしても、それを実現するようなうまい法律などありうるのか、大いに疑問になってくる。実際、うまい方策はそう簡単には見つからない。二〇二〇年に提供卵子による場合も含めて生んだ女性を母親、その夫を父親とする民法の特例法が成立したが、解決になっているとはとても思えない。さらに、代理出産を例にもう少し考えてみよう。

不妊と代理出産

生殖技術を利用した代理出産には、二つの方法が行われている。

一つは、カップルの受精卵を第三者の女性の子宮に移植して出産する方法である。出産を引き受ける女性は子宮を貸すだけで、誕生した子どもとは遺伝的な母子関係はない。冒頭の根津医師が公表した例や向井さん夫妻の場合がこれにあたる。子どもを出産する女性はホスト・マザーと呼ばれる。

もう一つは、子どもを出産する女性が子宮を貸すだけではなく、卵子も提供する方法である。この場合、代理出産を引き受ける女性は生まれてくる子どもの遺伝上の母親でもある。遺伝上の父親は精子提供者となるが、代理出産を依頼したカップルの男性の精子を使うやり方と、精子もカップル以外の男性に提供してもらうやり方とがある。この方法で出産する女性は、サロゲート・マザーと称される。

こうした代理出産は、おもにカップルのうち女性側に何らかの理由があって、妊娠・出産できない場合に用いられてきた。

二〇一五年まで使われてきた国際不妊学会の定義によれば、「避妊をしないでごく自然に性行為を営んでいるカップルのあいだで、二年たっても子どもができない状態」が不妊だった。この状態はカップル一〇組のうち一組に見られるという。不妊はそう珍しい状態ではないのである。そのうち、男性、女性のどちらか一方が原因と考えられるものがそれぞれ四割、残りは原因が不明だとされていた。

医学はこうした不妊という状態を何とか治療しようと試みてきた。その努力の結果が、体外受精技術の登場であり、この方法によって不妊という状態が解消される可能性は格段に大きくなった。

不妊はその定義にもあるようにもともと一つの「状態」としてとらえられていた。それが、そういう医療的手段の登場に伴って、不妊症という病気としてとらえられる傾向が強まることになった。生殖の医療化の進行である。それに即応するように、不妊の定義も、二〇一五年に、日本産科婦人科学会によって、「二年」が「一年」へと、期間を短縮する形で変更された。先進諸国では晩婚化が進行するのに伴って、不妊が大きな問題となってきており、「治療」を考えると、「二年」などとのんびりしていられては困るというわけである。そこで、まず英国が期間の見直しを行い、日本もそれにならったのである。しかし、不妊症を治療している現場では、子どもができないのは「一年」でも長すぎる、「半年」子どもができないと治療開始に踏み切るべきだとされてもいるようだ。期間を短縮して定義を見直したのだから、不妊になるカップルは一〇組に一組どころか、八組ないし六組に一組くらいに頻度が上がり、施設によっては二組に一組は不妊だといっているところさえ出てきている。

こうした状況のなか、二〇一八年、ＷＨＯ（世界保健機構）は国際疾病分類を三〇年ぶりに改定した。そこでは、不妊は正式に疾患として認められることになった。不妊は状態ではなく、病気なのである。この変更は、たとえば健康保険の適用対象が基本的に病気に限られるという点を考えてみても分かるように、大きな影響を及ぼす可能性がある。日本でも二〇二二年から不妊治療が健康保険の適用となる方針が打ち出されている。

もちろん、不妊はすべて治療できるわけではない。たとえば、日本は世界的に見ても体外受精の実施数が群を抜いて多いものの、それによって実際に子どもをもてる率があまりにも低いという国際的批判も起きている。そうした現状を考えると、ホスト・マザーやサロゲート・マザーによる出産も治療の選択肢として認めるべきなのだろうか。

しかし、代理出産には問題が多いことも指摘されてきた。そのことを一般に広く知らせることになったのは、アメリカのニュージャージー州で起きたベビーM事件である。州最高裁の判決は一九八八年に下されている。

●――ベビーM事件

ニュージャージー州のビル・スターンとベッティー・スターン夫妻は、自分たちの子どもをほしがっていた。夫妻はともに三八歳、夫が生化学者、妻が小児科医の裕福なエリートたちだった。しかし、ベッティーの病気のために、妊娠をあきらめ、夫妻は、代理母を斡旋するニューヨーク不妊センターを訪ねることにした。

センターは、運営者の弁護士ノエル・キーンが積極的にマスコミで宣伝していたこともあって、当時、アメリカではかなり有名だった。その紹介で、スターン夫妻は、ニュージャージー州の二六歳の主婦、メリー＝ベス・ホワイトヘッド夫人と代理母契約を結んだ。

既婚のホワイトヘッド夫人には、清掃作業員だった夫との間にすでに二人の子どもがいた。夫婦は、スターン夫妻とは違って、高等教育を受けたことはない。その家計は逼迫し、夫妻は自己破産に追い込まれた。メリー＝ベスが代理母の広告に応募し、登録したのは、その破産申請の数カ月後のことだった。

ホワイトヘッド夫人とスターン夫妻との間の代理母契約は、一九八五年二月に交わされている。メリー＝ベスへの報酬一万ドルは、生まれた赤ちゃんの養子契約書に署名し、子どもを引き渡した後で支払われることになっていた。キーンのあっせん料は、七五〇〇ドルだった。人工授精は契約書に署名がされたその日から開始された。

メリー＝ベスが妊娠したのは、人工授精が九回目になってからである。そして、一九八六年三月、女の赤ちゃんが生まれた。この赤ちゃんが裁判では「ベビーM」と呼ばれることになる。

しかし、メリー＝ベスは出産直前から、代理母を引き受けたことは間違いだったと考えるようになっていた。子どもは他人に渡すことはできない、自分で育てることにしたい。こうして、メリー＝ベスは一万ドルの受け取りと養子契約書への署名を拒否する。生まれてきた子どもは、ホワイトヘッド夫妻の実子として出生登録がされた。

といっても、メリー＝ベスは産院から退院すると、いったんは依頼人のスターン夫妻に生まれたばかりの赤ちゃんを引き渡している。だが、すぐにひどい後悔の念にとらわれ、翌朝にはスターン夫妻のもとを訪れ、赤ちゃんを自分の手に取り戻したのである。自殺をほのめかすメリー＝ベスには赤ちゃんを一時的に渡すしかない、そうスターン夫妻が判断したからだ。しかし、それ以降、メリー＝ベスは赤ちゃんを手放そうとはせず、ひそかに一家でフロリダ州へ引っ越す準備まで始める。

こうして、スターン夫妻が代理母契約を根拠に子どもの引き渡しを求めて、裁判を起こすことになった。ベビーM事件の始まりである。

代理母契約は有効か

ベビーM事件では、当事者たちがマスコミに登場し、それぞれの主張が時にセンセーショナルに報道された。事件はさまざまに論評され、アメリカでは世間の注目を集める一大スキャンダルとなった。争われた裁判でも、一審と二審では、判断が分かれている。

第一審のニュージャージー州第一審裁判所判決は、一九八七年三月に出され、代理母契約の法的有効性を根拠に、依頼人のスターン夫妻側に恒久的な養育権を認めた。代理母のメリー＝ベスには、訪問権すら与えられなかった。契約主義が勝利を収めたのである。

そこで、メリー＝ベスがニュージャージー州最高裁判所に上訴することになった。

上訴審の判決は、翌年の二月だった。州最高裁はまず、金銭供与を伴う代理母契約が乳幼児売買を禁止した州法に反しており、無効だと認定する。その上で、法的な親子関係については、自然主義が採用された。ベビーMの父親は遺伝上の親でもある依頼人の夫ビル・スターン、母親は遺伝上の親であり、産みの親でもある代理母のメリー＝ベスとされたのである。しかし、二人が共同で養育することはできないため、双方の家族生活を比較して、養育権をスターン夫妻に認めた。それが、子どもの「最善の利益」にかなうというのが、裁判所の判断だった。メリー＝ベスには、その後の別の裁判で、訪問権だけが認められた。

依頼者の女性か、代理母か

ベビーM事件をめぐっては、当初、第一審の判決が出るあたりまでは、代理出産を依頼したスターン夫妻に同情的な世論が多かった。マスコミの伝えるメリー＝ベスは情緒不安定で、平気で嘘をつく女性にしか見えなかった。やむをえず代理出産に頼ったのに、子どもを渡してもらえないベッティー・スターンの哀れさが際立った。

しかし、第一審の判決は、「生殖目的の売春」を合法化するものだといった非難を引き起こす。そのため、第一審判決以降、今度は代理出産を引き受けたメリー＝ベスを支持する意見が目立つようになる。今やメリー＝ベスは金もちの道具にされ、取り乱しているかわいそうな女性だった。

こうした意見の対立は、スターン夫妻とホワイトヘッド夫妻の社会階層の違いもあって、きわめて激しいものとなる。その結果、アメリカでは、論争に参加した女性運動家の間には埋めがたい亀裂が生じたともいわれる。

対立は、法のレベルでも残ることになった。アメリカの場合、代理出産への対応は、州によって大きく異なっている。ニュージャージー州以外でも、法律によって代理母契約を無効としたり、代理母の斡旋業を禁止している州がある。他方、逆に代理出産を合法と認めている州もある。向井亜紀さんの場合に登場したネバダ州では代理出産による子どもの両親を婚姻している男女に制限しており、それ以外の同性愛者のカップルなどの代理母契約は認められていない。

ベビーM事件でメリー＝ベスが生まれた子どもを引き渡そうとしなかったのは、代理母がサロゲート・マザーで卵子の提供者であったので子どもと生物学的つながりがあって、愛着心が強まったのだといわれたこともあった。しかし、その後、生まれた子どもと生物学的つながりのないホスト・マザーでも同様な裁判は起きている。よく知られているのは、一九九三年のカリフォルニア州最高裁の判決で結審したジョンソン対カルヴァート事件である。裁判はカルヴァート夫妻の受精卵の移植を受けて代理母となったアンナ・ジョンソンが生まれてきた子どもの監督権を求めて起こした。この事件では代理母の訴えは退けられ、アメリカではそれ以降、ホスト・マザーによる代理出産が促進されることになったともいわれる。しかし、アメリカで最初の代理母（サロゲート・マザー）ということで代理出産の広告塔になっていたエリザベス・ケインが、ベビーM事件をきっかけに代理出産反対に転じたという例もある。少なくとも出産に関わる問題はそう簡単に割り切れるものでないことは明らかだ。

代理出産反対の立場
「家族関係の崩壊と妊娠・出産の商品化を招く」

ともかく、ベビーM事件をめぐる激しい対立の中でさまざまな意見が闘わされ、代理出産をめぐるほとんどすべての論点が出そろうことになった。

まず、代理母に対する反対意見である。反対派は、次のように主張する。

代理出産は、これまでの夫婦や家族の関係に変化をもたらすものであることは間違いない。それがよいことであるはずがない。もっとも親密であるべき夫婦の間に、代理母という第三者が入り込み、親子関係も従来のままとはいかないだろう。代理出産は夫婦と親子の関係を壊してしまうに違いない。

それに、代理出産は妊娠、出産を商品化することだ。そこでは市場原理が支配し、女性は子産み機械にされてしまう。

たしかに、ベビーM事件でも、メリー＝ベスは子どもがもてない女性に同情して、自発的に代理母を引き受けたと思っていた。しかし、じつはそう思うように仕向けられただけで、一皮剝けば、そこにあるのは経済的格差でしかない。高い教育を受け、専門的な仕事をもち、確かな収入のある女性が代理母を引き受けるだろうか。

そもそも、妊娠出産は女性にとってリスクを伴うものだ。アメリカでは、心臓に持病を抱えた貧しい女性が代理母を引き受け、妊娠中に死亡する事件も起きている。同情心をかきたてられた女性がそうしたリスクを引き受けて、子どもを産んだと思ったら、子どもをとりあげられてしまう。代理出産は豊かな者による貧しい者の搾取にほかならない。

代理出産は、このように、依頼しようとする側にとっても、引き受けようとする側にとっても、弊害があまりにも大きい。代理出産を認めれば、社会の基盤となる家族関係が破壊され、貧富の差が拡大し、経済的な搾取が進行することになる。

実際、二〇〇七年に出された厚生労働省研究班の報告書によると、先述の日本人夫婦の事例の舞台となったインドについて、イギリスなどでは、渡航するカップルが増加し、物議をかもしてきたという。インドの代理出産業を利用した場合、アメリカに比べ、費用が半分から五分の一ですむというのである。

さらには、発展途上国のなかには、すでに代理出産がビジネスとなっているだけではなく、人身売買や売春とセットとなって売り出されるようなところも出てきている。そうした妊娠、出産の商品化は阻止しなければならない。

こうして、代理出産の禁止が主張される。

●代理出産賛成の立場
「不妊治療の一環。代理母もだまされているわけではない」

しかし、代理出産反対に異議を申し立てることも、そう難しいことではない。

代理出産は不妊治療の一環として登場した。この世の中には、代理母以外に子をもつ手段のない女性がいる。代理出産を禁止することは、そうした女性の不妊治療の権利を奪うことになる。そうした人を前にして、代理出産が夫婦や親子の関係を壊すことになると説いても、単なる憶測を述べているにすぎないだろう。むしろ、代理出産を使ってでも子どもをもちたいという思いには、夫婦や親子の関係を壊すのではなくて、守りたいという強い願望があるはずだ。

また、女性が代理母を引き受けるのは、結局はお金のためだというのは、偏見にすぎないのではないか。そうした女性は、かわいそうだという同情心を無理にかきたてられて、だまされて代理母を引き受けているのだという人がいる。だが、そのいい方は女性の立場を擁護しようとするものに見えながら、じつは女性をバカにし、その権利を制限しているだけだ。代理母を引き受ける女性は、妊娠出産がリスクを伴うことを知らないとでもいうのだろうか。そうしたリスクも十分に承知した上で、女性は代理出産を引き受けているはずである。そうだとすれば、たとえそれがお金のためであっても誰が批判できるのだろう。

このように、反批判を並べることもまた容易である。

ここで問題は、こうした賛成反対のいずれをとるべきか、にわかには決しがたいことだ。特に、豊かな国では、そうだろう。先進国では、妊娠や出産の商品化による経済的な搾取といったものが露骨な形では現れにくいからである。そこで、どのようにして自然主義と契約主義の折り合いをつけるかといった形で議論が続くことになる。

しかし、そうした議論から一定の方向性が出てくるにしても、常に暫定的なものとならざるをえない。自然であることを理由にすることができなくなった以上、誰もが納得できるような基準など見つかりそうにないからである。そこで、当事者の決定に委ねるほかなさそうに見えてくることになる。障がい新生児の治療停止の問題が親の決定権にすべてを委ねる方向へと向かったのと同じ事態である。

●――ウクライナの代理母

二〇二〇年五月、新型コロナウイルスが猛威をふるい、世界各地で国境封鎖が行われていた頃、AP通信はウクライナで出入国ができないために新生児約一〇〇人が代理出産を手掛ける病院などで待機していることを報じた。新生児たちがずらっと並んだ新生児用ベッドに寝かされている様子はBBCのニュースなどでも放送された。

ウクライナでは商業的代理母が法律で認められており、外国人の依頼も受け付けている。EUのなかでも最貧国に位置づけられているウクライナでは代理出産は安定したビジネスと認識されているようだ。出産を引き受けた女性は二〇〇万円ほどを手にするという。代理出産を手がけるクリニックが同国には約五〇あり、代理母が出産すると子どもを引き取り、依頼者に引き渡す。代理母が依頼者と直接接触することはないようだ。

AP通信によればCOVID－19によるロックダウンの影響で、アメリカ、イギリス、中国、イタリア、スペイン、フランス、ドイツ、メキシコなど一二の国々の依頼者が入国できず、生まれた子どもたちがクリニックで待機することになった。

そこに日本の名前はあがっていない。しかし、ネット上にはウクライナの代理母を斡旋する日本の業者の立派なホームページが開設されている。

待機新生児のことが報道された時点でのホームページには、その斡旋業者はウクライナの首都キエフにある二つの病院と契約しており、現地での滞在だけではなくメンタルなサポートもしていることがうたわれている。その業者はウクライナだと低価格での代理母出産が可能だとして、実際の費用の数字をあげ、良心的であることをアピールしている。例示されているのは六万一千米ドルの代理母出産プランである。費用は渡航費や滞在費から代理母への報酬、体外受精や出産費用などすべてを合わせたものだという。この会社はその後、ジョージアでの代理母出産の斡旋もしている。

世界的には代理母出産に対する対応は大きく分かれている。フランス、ドイツ、イタリア、スペイン、ポルトガル、ブルガリアは代理出産は禁止である。イギリス、アイルランド、デンマーク、ベルギーは、ベビーM事件のニュージャージー州と同じく、商業的代理母は禁止しているものの、金銭のやり取りがない代理出産までは禁じていない。イギリスで二〇一四年に同性婚が正式に合法化されるとすぐに結婚の法的手続きをとった歌手のエルトン・ジョンはすでに二〇一一年に同性のパートナーとの間で代理出産による第一子をもうけたことを公表したことはよく知られているだろう。商業的代理母は、ウクライナやジョージアやアメリカの一部の州、それにロシアやインド、タイで認められており、さらにはメキシコ、ネパール、ポーランドなどでも可能だとされている。こうして、場合によっては外国から代理母出産のしやすい国へ依頼者が向かうことが起こる。商業的代理出産自体で見ると、圧倒的に高額な費用が必要なのはアメリカの一〇万ドルで、それ以外の国だとどこでもその半分の五万ドルくらいだとされる。それに渡航や滞在の費用が上乗せされるので、格安会社のウクライナのプランでも六万一千ドルとなるのである。

このように商業的代理出産のできる国にその国以外から依頼者が来ていることが世界的に知られるようになったのは、二〇一四年にタイで代理母出産で誕生したダウン症児をオーストラリアの依頼者夫婦が引き取りを拒否し、両国での論争に発展したことが一つのきっかけだった。同年には資産家だという日本人男性がタイで代理母によって少なくとも一六人の子どもの父となっていることが大きく報道された。その二四歳の男性は「ニュー・ライフ・グローバル・ネットワーク」という斡旋会社を介して、代理母を見つけたようである。会社の共同設立者はジョージア出身の女医マリアム・ククナシビリで、九カ国で不妊クリニックを展開しているという。斡旋会社は世界的な名声を得ており、高い成功率、法的にも安心で快適なサービス提供をうたっている。

代理出産は完全にグローバル化を果たしている。問題を一つの国だけで考えていても十分とはならなさそうなのである。二〇二〇年のウクライナで出国できなくなった一〇〇名の新生児たちはそのことを端的に示している。

子宮移植

二〇一八年五月にNHKの「クローズアップ現代＋」という番組で「ここまできた⁉不妊治療〝子宮移植〟で子どもを…」が放送された。

子宮移植は臓器移植の一種で、他の人の子宮を移植し、それを使って妊娠出産を目指す「医療」である。二〇〇〇年にサウジアラビアで試みられたのが最初だとされるが、二〇一〇年代になると他の国でも試みられるようになった。最初は移植された子宮が壊死したり、妊娠が成立しても流産したりと失敗が続いたが、二〇一四年にスウェーデンのイエーテボリ大学のチームが初めて出産にこぎつけた。それを米国生殖医学会の席で報告したチームを率いる教授は一分半にわたる異例のスタンディング・オベーションで迎えられたという（石原理『生殖医療の衝撃』講談社現代新書）。子宮移植はそれほど画期的な技術だったといえる。最初の成功例以降、二〇二〇年までには米国やチェコや中国など10カ国以上の国で四〇人近い赤ちゃんが生まれているという。

日本でもサルを使った実験は二〇一〇年代初頭から試みられており、技術的に人に対しても対応できる水準にすでに達しているとされる。治療対象としてはロキタンスキー症候群という先天性の病気が考えられている。慶應大学のグループが二〇一八年にこの病気の女性五名に対する移植計画案を学会に申請し、二年後の一〇月に日本医学会の検討委員会が報告書をまとめるという報道が出たが二〇二一年初めの段階ではまだ報告書は公表されていない。

ロキタンスキー症候群は四五〇〇〜五〇〇〇人に一人くらいの割合で発生する。患者には卵巣があっても子宮や膣がない。そこでその女性の卵子を使って体外受精によって受精卵を作り、それを他の人から移植した子宮内で育て、出産に結び付けようというのである。子宮は母親や姉妹から移植されることが多いが、海外では死者からの移植も行われている。さらには、性同一性障害のため性適合手術で摘出する子宮を提供したいという人も出てきている。

いずれにせよ、他の人の子宮を移植するのだから、拒絶反応を抑えるために免疫抑制剤を投与することになる。そうして一年ほど様子を見てから、受精卵を子宮内に入れて、妊娠出産を期待することになる。出産は帝王切開で行い、出産後は免疫抑制剤によるリスクを避けるために移植した子宮を摘出する。要する医療費は二千万円くらいにはなるともいわれている。

移植を受ける人には移植手術自体に伴うものをはじめ、さまざまなリスクが予想される。リスクは子宮の提供者や生まれてくる子どもにも考えられるだろう。当然のことながら、安全面での保証は誰にもできないはずである。日本医学会がそう簡単に実施について結論を出せないのも当然だろう。

しかし、医学的には子宮筋腫などで子宮を摘出した人も移植の適応があると考えられる。二〇代から四〇代で子宮のない女性は日本で約六~七万人いる。子宮移植は膨大な数の潜在的患者をもつ。将来的には広大な市場が控えているといった言い方は不謹慎にすぎるのだろうか。自分の子どもを自分で妊娠出産できるかもしれないということに大きな希望を見出す人がいることは容易に想像がつく。先にあげたNHKの番組でも「新たな治療の選択肢」として、この子宮移植を紹介していた。

番組は日本では夫婦の五組に一組が不妊治療を行っているという話から始まる。不妊治療を国が支援しているスウェーデンに比べて、不妊治療大国日本の対応が不十分である点が指摘された。スウェーデンが子宮移植を世界で初めて成功させたのも、そうした支援が背景にあるのだという。子宮移植については当事者の姉妹へのインタビューなどを交えて紹介し、日本でも実施に向けて動いていることに話が移っていく。番組にはロシアで代理出産を利用して子どもをもったというタレントの女性がゲストとして登場し、日本での不妊治療への理解が十分でないことを語っていた。

その静かな語り口とは対照的だったのはスウェーデンでのインタビューも担当していた若い女性のキャスターだった。代理出産以外に、子宮移植という新しい治療の選択肢が日本でも実施目前になっていると勢い込んで伝えていた。「新たな治療の選択肢」の「新たな」というのはそういう意味だった。その若いキャスターにとっては、代理出産はもうすでに選択可能な治療として何の違和感もなく受け取られているようだった。そのことが子宮移植を取り上げたこの番組では一番ショッキングに思われた。日本では代理出産はまだ原則的に禁止といわれていることなど完全に意識の外らしかった。

たしかに、時とともに医療技術についての人々の意識は変わる。体外受精技術などその典型的な例である。体外受精で生まれる赤ちゃんは知らぬ間に二〇人に一人の割合を切り、さらに増えている。当然、受け止め方も大きく変わるはずである。そうした変化を予想するのは難しい。だが、とめどなく続く変化にただ身を任せておくほかないといってすませられるのか、それは分からない。何が起きているのかを知り、何が起きようとしているのかを考えても悪くはないはずだ。その点を、生殖技術との関連で、さらに考えてみよう。

第七章

あなたは、自分の子ども同士の臓器移植を決めることができますか？

——自己決定と子どもの権利

「自己決定」を支える会

おばあさんが孫を産んだことを公表した根津八紘医師は、二〇〇〇年の六月に、自ら発起人の一人となって「妊娠・出産をめぐる自己決定権を支える会」（Fertility Rights of Mothers、略称FROMの会）を結成し、自分の病院に事務局を置いた。

その会則によると、会の目的は「妊娠・出産に関する諸問題を、時代の価値観の変化に即し、当事者の自己決定権を尊重して解決すること」にあった。

つまり、「妊娠・出産に関する、医学的、社会的諸問題を当事者の意向を尊重して解決するべく協力支援」し、「生殖医療における当事者の自己決定権の支援」を行おうというのである。そのため、「代理懐胎をはじめ、生殖医療に対して刑事罰を伴う法的規制に反対する」ことなどがうたわれていた。

この会が結成されたきっかけは、一九九八年、政府の厚生科学審議会の先端医療技術評価部門に、生殖補助医療技術に関する専門委員会が設置されたことにある。

日本は、先進国では例外的に生殖技術に関する法律をもっていない。ルールらしきものとしては、日本産科婦人科学会（日産婦）の会告があるものの、すでに触れたように、この会告は有効な罰則手段をもっておらず、単なる紳士協定にすぎない。そうした状況のなか、この専門委員会の設置によって、日本の政府もようやく立法化に動き出したことになったように見えた。

専門委員会の出した報告書は、不妊夫婦が第三者から精子・卵子・受精卵の提供を受けて、子どもをもつことを認めている。しかし、代理母については禁止し、三年以内に立法化を図るとされた。ＦＲＯＭの会設立の呼びかけは、この報告書の発表に合わせたものだった。法的規制には当事者の自己決定権をもって対抗しようというのである。

ここにあるのは、禁止になりそうだという気配が出てくると、既成事実によって禁止をなし崩しにするという手法だ。根津医師は、二〇〇八年三月に日本学術会議の「生殖補助医療の在り方検討委員会」が最終報告書をまとめたときにも、自分のクリニックで試みた一五件の代理出産を公表している。その委員会の報告書では、代理出産を原則禁止する方針が打ち出され、それが将来の法律の原案となることになっていた。それに、根津医師は反発したのである。

こうした手法は、ご当人の主観的な信念はともかく、あまり上品なものとはいえないだろう。だが、そんなことをいえば、当事者でない人間のきれいごとにすぎないと片付けられるに決まっている。それぞれの事例の事情を考えれば、誰もが同情せざるをえないように見えるからだ。

根津医師がその頃までに実施を公表した代理出産では、生まれつき子宮がないといった先天的な理由が六件、ガンなどによる子宮摘出といった後天的な理由が九件で、そのうち出産にこぎつけたのは八件とのことである。代理母を引き受けたのは、義姉妹が七例、実母が三例、年齢別では三〇〜四四歳が四例、五五歳以上が四例とされる。

こうして、既成事実が当事者たちの自己決定によって正当化されることになる。

●自己決定という論理

自己決定という正当化の論理は、生命倫理ではごくおなじみのものだ。先に見た代理母の禁止意見に対する批判は、いずれも当事者の権利をいい立てる形になっていた。法的規制は自己決定の権利を踏みにじるもので、許されない。そうした批判が、自然主義に対して投げつけられてきた。自然主義対契約主義の対立が、法的規制対自己決定権という対立にいい直されるのである。

向井亜紀さん夫妻の裁判の判決のなかで、最高裁は、「遺伝的なつながりのある子をもちたいという真摯な希望」と「他の女性に出産を依頼することについての社会一般の倫理的感情」の双方を勘案して、法律を作るようにという注文をつけていた。そこでいわれる「真摯な希望」が自己決定権の主張に集約されている。「社会一般の倫理的感情」なるものが、漠然としてつかみどころのないのと比べると、じつに明確な権利の要求がここにはあるように見える。

しかも、自己決定権でいけば、ほとんどの規制は権利に反すると主張できそうである。いろいろ問題があるといわれても、当事者が納得していれば、何が問題なのか。代理出産以外に子どもがもてない人がいて、産んであげようとする人がいるなら、それを認めてあげるべきだ。少なくとも、誰が迷惑をこうむるわけでもないだろう。

こういわれると、たしかにさらに批判することは、少なくとも心理的に大きな抵抗を生じさせるだろう。批判は、困っている弱者の権利を無視するひどい話に見えてしまうからだ。「遺伝的なつながりのある子をもちたいという真摯な希望」は、特に具体的な個々の事例にそって考えると、かなえられるものならかなえてあげたいと誰もが思うはずのものだろう。実際、向井さん夫婦のことが大きく報道されるようになってから、代理出産に否定的な意見が少なくなってきたという世論調査の結果も出されている。

こうして生命倫理と呼ばれる問題に関しては、ほとんど常に一方の側に自己決定の強固な主張が登場することになる。見ようによっては、自己決定権が魔法の杖のように語られるのが、生命倫理だといえなくもない。

古典的な自由主義と自己決定

哲学者の加藤尚武さんは、日本では生命倫理の問題を通して自己決定という考え方が普及したことを指摘している。たしかに、「妊娠・出産をめぐる自己決定権を支える会」の結成などを見ても、この指摘はうなずける。

では、自己決定権とはどのような内容をもつ主張なのか。この考え方を支えているのは、古典的な自由主義だ。

加藤さんは、古典的な自由主義の考え方を、「(一) 成人で判断能力のある者は、(二) 自分の生命・身体・財産などあらゆる自分のものについて、(三) 他人に危害を加えない限りで、(四) たとえ当人にとって理性的に見て不合理な結果になろうとも、(五) 自分で決定する権利をもつ」という一文に要約している（『現代倫理学入門』講談社学術文庫）。

このうち、古典的な自由主義にとって重要なのは、五番目の自己決定権を制限する理由が三番目の他者危害だけだという点にある。つまり、他の人に危害が及ばなければ、個人は自由に決定できるというのが、自己決定権の核心をなす。

倫理といえば、あれをしてはダメ、これをしてはダメというように、いろいろと制限や禁止を繰り出す、口やかましい印象がある。だが、古典的な自由主義を突きつめると、ダメなのは他者に危害を及ぼす行為だけになる。後は、個人の自由というわけだ。だから、古典的な自由主義の倫理は、最小限倫理とも呼ばれる。その最低限の倫理、つまり古典的な自由主義を、日本人は生命倫理の問題を通じて学んだのである。

もちろん、倫理が人間の社会生活を支える道徳的なルールだとすれば、最小限倫理だけで十分かといえば、かなり怪しい。他人に実害が及ばなければ、何をしてもいいというのでは、世の中、暮らしにくくなるに決まっている。他人のことなど無視した、傍若無人な振る舞いが大手を振ってまかり通れば、少なくとも気分はいいとはいえないだろう。

しかし、場合によっては、個人の権利を強く意識し、主張せざるをえないこともある。そうした場面が、人の命をめぐる問題に集中している。そのことがしだいに自覚されて、現在にいたっているのだともいえる。

「自己決定」ですべてが解決するのか？

自己決定は自分のことを他人に干渉されずに自分で決めることである。これは、自己決定する主体に焦点を合わせると自律（オートノミー）と呼ばれ、注意がその主体が自己決定できる私的な領域に向けられるとプライバシーの権利と呼ばれる。

ここでいわれるプライバシーは個人の秘密だけではなく、個人が決定できる多様な対象を含んでいる。そのため、アメリカでは、法的な場面で自己決定が問題となるとき、しばしばこの言葉が使われてきた。

プライバシー権の考え方は、必ずしも大昔から認められていたわけではない。アメリカの場合、この法的概念がはっきりした形をとるのは、一九世紀後半からである。それは、個人が法的な自由をしだいに獲得していく過程でもあった。そして、二〇世紀に入ると、医療に関係する問題でも、プライバシーの権利が語られるようになる。特に重要なのは、一九一四年のシュレンドルフ事件裁判である。

メアリー・シュレンドルフは腹部に違和感があったので、ニューヨーク病院で診察を受けた。すると、悪性腫瘍である可能性が疑われ、入院して検査を受けることになった。麻酔をかけて検査したところ、医師は腫瘍が悪性だと判断し、子宮摘出に踏み切った。これに対して、患者のメアリーは、手術が不当だったとして裁判所に訴えた。医師が検査することには同意していたものの、手術はいっさい行わないように話してあったからだ。

裁判では、この訴えが認められた。判決は「成人に達し、健全な精神をもつすべての人間は、自分の体に何がなされるべきかを決定する権利がある」と述べている。「したがって、患者の同意なしに手術をする主治医は暴行を犯すことになり、その損害への責任を負う」のである。ここに、プライバシーの権利は、自分の身体について患者がもつ決定権としても認められたことになる。

この判決は、いわゆるインフォームド・コンセントの考え方の源泉の一つとなるものである。医療行為については、医療者側が説明し、それに患者が同意している必要がある。その説明と同意の手続きがインフォームド・コンセントと呼ばれ、現在では医療を行う際の基本的な前提と見なされている。

インフォームド・コンセントという考え方は、医師の説明に患者が同意していればいいといった程度のことを指すのではない。そこには、個人は自分の身体について決定する権利をもつという、患者側からの強い権利の主張がある。医療行為は、専門家から見て必要だと思われるものであっても、患者がもつ身体への自己決定権に反していれば、許されない。その点を、シュレンドルフ事件判決は明らかにした。

このように、プライバシーの権利は、さまざまな個人の裁判闘争を通じて、確立されてきた。それは、個人が社会のなかに自由に生きていく領域を画定しようとする貴重な努力の成果である。その点は、いくら強調しても、強調しすぎることはない。

たしかに、人間は社会的動物で、まったく一人で生きているわけではない。さまざまな人とのつながりが、わたしたちの考えや行動を生み出している。その意味では、自分のことは自分だけで決められるというのは、単なるフィクションにすぎない。だが、それはなくてはならないフィクションであり、尊重されるべきである。自己決定の領域が認められないような社会は、恐ろしい。

しかし、自己決定でいけばすべてよし、といえるかどうか。人の命にかかわる問題の多くは、肝心なところで、当事者の自己決定権では話がすまないところがある。「人それぞれ」ということで済ませられるのか、怪しい場合は少なくない。

自分のルーツを知る権利

生殖補助医療技術に関する専門委員会が二〇〇〇年に出した報告書は、不妊夫婦が第三者から精子・卵子・受精卵の提供を受けて、子どもをもつことを認めていた。これは、第三者からの精子提供による出産がすでに長い間の既成事実となってきたことを受けて出された判断だろう。

いわゆるＡＩＤ（エィアイディー）、非配偶者間人工授精は、一九四九年に慶應大学での第一子誕生の報告以来、男性側に原因がある不妊治療として実施されてきた。夫婦以外の第三者の男性が精子を提供し、人工授精で出産にこぎつける方法である。日本でも、この方法によって誕生してきた人の数は、かなり前から一万人を超えているという。

このＡＩＤに対してはかつて、科学的不倫だとか、これまでの家族関係を壊すことだといった批判があった。だが、第三者の精子を使っても、自分の子どもをもちたいという思いには、むしろ従来のような家族関係を維持したいという欲求のほうが強いようだ。少なくとも、科学的不倫といった批判は的外れだろう。

しかし、この方法が長年使われることによって、当初はほとんど意識されることのなかった問題が、近年、指摘されるようになってきた。その一つが、生まれてきた子どもの問題である。

たとえば、物心がつく頃に、自分が父親に似ていないということで深刻に悩む子どもが出てきたのである。母親の不倫によって生まれたのではないかという疑問に始まり、いろいろ調べて、自分が提供精子によって生まれたことを知り、提供者の生物学的父を求めてルーツ探しが始まることもあるようだ。

普通、非配偶者間人工授精では精子提供者の情報は、ＡＩＤを使う夫婦や生まれてくる子どもにはわからない。日本では、当初、人為性を薄め、匿名性を徹底するために、複数の男性の精子を混ぜ合わせて、人工授精が行われていた。このやり方は成功率が低いこともあって今は使われていないようだが、精子提供者の身元を明かさないのがＡＩＤ実施の大前提である。

しかし、ＡＩＤによって生まれてきた子どもが自分の遺伝上の父親を知ることができないために、精神的に極度の不安にさらされることも起きる。さらには、遺伝性の病気が問題となるような場合には、生物学上の父の遺伝情報をもたない子どもには大きな不利益が生じるだろう。

こうして、このＡＩＤをめぐって、自分のルーツを知る子どもの権利がいわれるようになってきた。日本でも一九九四年に批准された「子どもの権利条約」には、父母を知る権利があることが明記され、締結国にその権利の実現を確保するように求めている。

実際、国によっては、ＡＩＤによって生まれてくる子どものルーツを知る法的な権利を保障するところも出てきている。たとえば、イギリスでは、そうした子どもが成人に達したとき、遺伝学上の父親の身元情報について、住所氏名をはじめ、すべてを知る権利が法律で認められている。

　しかし、ＡＩＤによって生まれてきた子どもの親を知る権利を実際に法律で認める国はまだ多いとはいえない。そのため、法律で認めるかどうかが大きな問題になっているところが少なくない。

　たとえば、二〇一八年以来議論が続くフランスの生命倫理法の改正では、ＡＩＤの精子提供者の身元を明かすことを法律に明記するかどうかが大きな争点となっている。

　一九八四年生まれのアルチュール・ケルマルヴザンは成人になる頃に自分が匿名の精子提供者によって生まれたことを知った。そこでアルチュールはインターネットの遺伝子検査情報を使って精子提供者を特定し、さらにはその男性と接触することに成功する。男性は会った際に自分が遺伝病の保因者であることを告げたという。その後アルチュールは同じ提供者から複数の子どもが生まれたことも発見した。こうして、同じくＡＩＤで生まれた弁護士の妻とともに、法律で生物学的親を知る子どもの権利を認めさせようという運動を展開することになったのである。

　日本でも、フランスと同じように二〇〇〇年代に入るあたりから、ＡＩＤで生まれてきた子どもが実名を明かして、遺伝的な父親の情報の開示を求めて声を上げ始めてきた。たとえば、一九七三年生まれの加藤英明さんは再受験で入学した医学部の実習で偶然に自分がＡＩＤで生まれたことを知り、遺伝上の父親を知りたいと強烈に思うようになったという。そうして父親捜しを続けるうちに、同じようにＡＩＤで生まれた子どもたちによる自助グループなどもでき、遺伝学上の父親を知る権利を法律で保障し、提供者情報への適切なアクセスができるような体制を整えるように求める運動を展開することになる。そうした当事者たちの声を聴くと、ＡＩＤは生まれてくる子どものことを置き去りにしたまま実施されてきたといわざるをえない。

じつは日本では二〇〇〇年代に入ると生殖技術関連の立法を目指して議論を続けてきた厚生科学審議会生殖補助医療部会が出自を知る権利を認め、「十五才以上の者は、精子・卵子・胚の提供者に関する情報のうち、開示を受けたい情報について、氏名、住所等、提供者を特定できる内容を含め、その開示を請求することができる」ようにすべきだという報告書を出していた。しかし、その後、生殖補助医療関連の法律案として出されてきたものを見るといずれも出自を知る権利についての言及はなくなっている。

前章でも触れたように、二〇二〇年、第三者からの精子や卵子提供による出産についての親子関係を定める民法特例法案がコロナ禍のなかで十分な審議も経ずに成立した。法的には第三者からの精子提供に同意した男性を父とし、卵子提供で出産した女性を母とするというのである。ちなみに、匿名の第三者から提供された卵子による国内初とされる出産は二〇一七年三月に報道されていた。しかし、法的親を規定し直すこの民法特例法案でも、出自を知る権利については触れられていない。生まれていない子どもの権利は後回しなのである。そうなった理由の一つは、もしそれを権利として法律で認めると、第三者の精子提供者がいなくなり、生殖補助医療が行えなくなるという医療者側の強い主張に求められる。

日本産科婦人科学会は学会に登録している全六〇七施設を対象として統計を発表している。その「提供精子を用いた人工授精（ＡＩＤ）の治療実績」によると、二〇一六年でＡＩＤ実施施設数は一二、患者総数一一四六、ＡＩＤ周期総数（これは大雑把にいえばＡＩＤ実施回数）三八一四、妊娠数一四一、出生児数九九、二〇一七年ではそれぞれ、一二、一二〇三、三七九〇、一四四、一一五となっている。それを見ると、ＡＩＤを実施しても実際に出産に結びつくのは非常に少ないことが分かる。ともかく、このＡＩＤ実施数は以前と比べると格段に少ない。その理由を顕微授精技術の普及に求める専門家もいる。顕微授精では原理的に一個の精子あるいは精子の核さえあれば受精卵を得ることができるので、受精のために多数の精子を必要とする人工授精の需要が極端に減ったというのである。

しかし、日本でも別の専門家はＡＩＤが減少した背景には出自を知る権利を求める運動の影響があることを認めている。同じことはフランスで起きており、精子の供給を諸外国、特に北欧に求めているといわれてきた。日本でも、二〇二〇年にはデンマークの世界最大の精子バンク「クリオス・インターナショナル」の国内にある窓口が日本の利用者が一五〇人を超えたと発表したことが報道された。ともかく、身元情報が明かされるとなると第三者からの提供は減るのである。提供されるのは精子という人の命に直結するものである。少なくともそのことはよくよく考えられる必要がある。

二〇一六年九月に根津八紘医師は講演で夫の父から提供された精子を使って、二〇年間で一七三人が誕生したことを明らかにした。第三者からの精子提供者の減少が話題になるようになってきた頃の話である。講演を報じた『朝日新聞』(九月一八日付)の記事によると、根津医師は「匿名の第三者から提供を受けるAIDを二回以上実施しても妊娠が見られない夫婦には、こうした選択肢を提示すべきだ」とし、父の精子を使った出産例はさらに増加していると述べたという。本章の冒頭で触れたおばあさんが孫を生む例に比べると、この話に拒否反応を示す人は多い。そこには生物学的つながりの有無といった違い以上の違いがあるのかもしれない。ともかく、生まれてくる子どもにどのような影響がありうるのかは、誰にも確言できない。

誰が当事者なのか

この自分のルーツを知る権利の問題を見ると、生殖技術に関しては、当事者の自己決定とはいっても、肝心の子どもが当事者からはみ出していることがよくわかる。

もちろん、生まれてくるはずの子どもを交えて、決定することは不可能である。決めるとすれば、「子ども以外の「当事者」、権利を行使しうる大人、加藤尚武さんが要約した「成人で判断能力のある者」にならざるをえない。法的権利は、日本の刑法では胎児の体の一部が、民法では体の全部が母体外に出てきてから発生する。さらに、法的に有効な意思表示能力が認められるのは、もっと後になってからだ。だが、当然だとはいっても、当事者の自己決定で話がすむことになるものなのか。

たしかに、当事者とされる人たちの悩みは深いだろうし、誰もが同情するだろう。そうした当事者の決断は生まれてくる子どものことも考えて下されているはずだ。しかし、同情でき、何とかできそうだからといって、してもよいということになるものなのか。いくら子どものことも考えた決定だといわれても、当事者の自己決定が金科玉条の魔法の杖のようにもち出されると、鼻白む。肝心の当事者が不在のところで、自己決定がいわれるからだ。

この点は、生殖技術による出産だけではなく、障がい児の治療停止や出生前診断による選択的中絶の場合にも指摘できる。

生まれたての赤ちゃんや生まれる前の胎児は決定に参加しようがない。それはあたりまえで、決めるとすれば、赤ちゃんや胎児以外の誰かが決めるほかはない。しかし、それが自己決定権の行使だからという理屈は通るのだろうか。

自己決定といいながら、決定されるのは自分のことではないのである。そこに、生命倫理で自己決定権が持ち出されると、しばしば落ち着きの悪さが感じられることになる理由がある。

親は子どものことを決めていいのか?

たしかに、アメリカでのプライバシー権をめぐる裁判の歴史を見ると、プライバシー権が及ぶ領域は個人ではなく、家族による決定の範囲として認められているような場合もあることがわかる。たとえば、古いところでは、一九二三年の連邦最高裁のマイヤー対ネブラスカ判決である。そこでは親のプライバシー権として、小学生の子どもの教育内容を選ぶ権利が認められている。

このように、たしかに家族の自律や家族の自己決定がいえる場合はあるだろう。しかし、こと命をめぐる問題となると、単純に家族だからということで、すべてを家族の決定に委ねられるのだろうか。

ここで、臓器移植に関するアメリカでの裁判の例をあげておこう。一九六九年のケンタッキー州上訴裁判所のシュトランク対シュトランク判決と、一九七二年のコネチカット州高等裁判所のハート対ブラウン判決である。いずれの裁判も法的無能力者の臓器提供をめぐるものだった。

シュトランク事件は、重い腎臓病患者の二八歳のトミー・シュトランクに死が迫っていたことから起こった。医療陣は、家族に、トミーの命を救うには腎臓移植以外にないと説明した。そこで、家族全員の移植の適合性が調べられた。

組織的に適合していたのは、一歳年下の弟ジェリーだけだった。当時、ジェリーは州の精神遅滞者施設に入所しており、その精神年齢はほぼ六歳だった。そこで後見人の母親がジェリーの腎臓提供を認めるように求め、裁判を起こすことになった。

一九六九年に下されたケンタッキー州上訴裁判所の判決は、腎臓の提供がトミー個人だけではなく、ジェリーにとっても「利益となる」として、母親の訴えを認めた。ジェリーは、トミーに「精神的にも、情緒的にも大きく依存しており」、ジェリーの「福祉は兄を失えば、一つの腎臓を摘出される場合よりもはるかに激しく損なわれかねない」というのである。

他方、コネチカット州の裁判は、親が七歳一〇カ月の双子の間での腎臓移植を求めて、起こされた。このハート判決は、まず双子が一卵性双生児で拒絶反応のおそれが皆無であり、移植の危険性が低いことを強調した。そして、シュトランク判決と同様に、双子の一人が亡くなる場合と助かる場合の家族に及ぶ利益を比較し、臓器摘出を認めたのである。

いずれの裁判でも、法的無能力者をめぐる代理判断の法理が、利益の比較考量を介して、臓器提供を正当化する論拠とされていた。それは、代理判断説の「誤った解釈」、「濫用」として批判されてきた判決だった。こうした事例には、家族の自律や家族の自己決定の危うさが現れている。

さらにその後、「ドナー・ベビー」とか「救世主兄弟」と呼ばれる事例も登場した。病気の子どもの治療のために、幹細胞移植（臍帯血移植と骨髄移植）に最適な次の子どもをつくるというのである。移植による拒絶反応は組織の適合性が高ければ、抑えられる。適合性はＨＬＡ（ヒト白血球抗原）の方を調べれば、判定できる。そこで、体外受精によって得られた受精卵のＨＬＡを検査し、適合性の高い胚だけを子宮に戻してやり、出産にこぎつけられれば、移植のための理想的な提供者が生まれることになる。

その世界初の例は二〇〇〇年にアメリカのコロラド州で行われ、大きな話題となった。

遺伝子異常による先天性再生不良性貧血で白血病の発症につながる恐れのあるファンコーニ貧血症という病気がある。その病気の六歳の姉の治療のために弟が生まれ、その出生時に採取された臍帯血によって移植が行われ、治療はうまくいったとされる。弟は作成された三〇個の胚のうち、移植に適した五個の胚を使った四度の胚移植を経て誕生した。この姉と弟は他の臓器にせよ組織にせよ、お互いに移植には最適な関係にあることになる。同様な実施例はさらにアメリカで続き、一〇年ほどの間に二〇〇件以上になっている。イギリスでは、こうした出産の適否が裁判で争われ、血液の病気に限って認める方針が出されているが、当然のことながら、肉親を救う美談に終わる保証はない。その点はこうした救世主兄弟に着想を得た「私の中のあなた」というキャメロン・ディアス主演の二〇〇九年公開の映画でも取り上げられている。

◉――自己決定を支えるもの

公平に見て、生命倫理の問題では、当事者の自己決定とはいっても、そこにはかなりの無理がある場合が多い。そうなると、向井さんの問題の判決の中で最高裁が述べたような、漠とした「社会一般の倫理的感情」にも一理あるように思えてくる。にもかかわらず、真摯な希望は権利の要求として語られていくことが止むことはない。

問題は、ここで持ち出される自己決定という論理に欠陥があるということではなく、欠陥にもかかわらず自己決定がいわれる理由だろう。

自己決定の主張が生命倫理で繰り返し登場するのは、医療技術の進歩が真摯な希望を後押しし、それをかなえてくれる手立てを次々に与えてくれるように思えるからだ。

そうした手立ては、これまで生殖技術について見てきたように、それだけを取り出せば、自然なプロセスへの技術的介入で、不自然なものだといえる。おばあさんが孫を産むことなど、自然には絶対に起こらないことだった。

しかし、その不自然さは子どもをもてない状態の解消を目指して導入されたものである。新たな技術の開発を促しているのは自分の血のつながった子どもをもちたいといった、ごく自然に見える個人の欲求にほかならない。つまり、人の手による技術だから、自然に反するといったように、人為と自然が単純に対立しているのではない。自然な、つまり誰もがごく普通に抱くはずだと見なされている感情から、不自然さが出てきているのである。

医療技術は不自然さを通して自然を回復しようとする試みだともいえる。自己決定という原理が繰り返し登場するのも、それがじつは自然さに支えられているように思えることが関係しているだろう。

不自然さは自然さに支えられている。そのことをいうための装置が、自己決定の論理になっている。そこにあるのは、論理を超えた生命をコントロールしようという人間の深い欲求だ。それが技術の発達を支えている。

そのため、主張に論理的欠陥を指摘しても、あまり響かない。おそらく、自己決定の主張が自己の範囲を超え出て行く底には、そうした人間の深い欲求を見るべきである。

第八章

あなたは、治る見込みはないのに、生かし続けられることを望みますか？

——カリフォルニア自然死法とクインラン事件

●誕生の場面から死の場面へ

自己決定権やプライバシー権といった考え方は、生命の誕生の場面だけではなく、その終わりの場面でも大きな役割を果たしてきた。生命が一続きのものである以上、その始めと終わりで同じ主張が登場するのは当然かもしれない。

たとえば、第四章でとりあげた「間違った命」訴訟の推移である。この訴訟は、「間違った出生」訴訟とは違い、当初、訴えの理由がないとして退けられてきた。しかし、その後、一九八〇年代に入ると、訴えを認めて、損害賠償を命じた判決も出てくるようになった。

最初の判決は、一九八二年にカリフォルニア州で出されている。裁判は、医療陣から事前の説明がなかったために、第二子も遺伝性の重度の聴覚障害をもつことになったとして起こされた。州最高裁は、そうした子どもの命の状態が生まれなかったよりもよいとはいいきれないと認めたのである。

この判決の場合、判断の根拠は、末期患者の治療停止の権利を認める州法に求められている。その法律は、一定の条件が満たされた場合、末期患者が生命をながらえる治療を拒否して、死ぬことを権利として認めている。

そこでは生命と死が比較され、死が優先される場合があることが承認されている。その考え方が、人間の誕生の場面でも適用できる、というのが裁判所の判断だった。こうして、人間の誕生をめぐる問題を考えていくと、おのずと死の場面の問題へと導かれることになる。

カリフォルニア州自然死法

「間違った命」を初めて認めたのがカリフォルニア州最高裁判所だったことは、象徴的な意味をもつ。カリフォルニアは、その裁判で判断の根拠とされた末期患者の治療停止を認める法律をアメリカで最初に制定した州だったからだ。

その「カリフォルニア州自然死法」は、一九七六年に成立した。ここでいう「自然死」とは、医療処置を断って自然の過程にまかせて迎える死を指す。法律は、患者が治療停止によって「自然に死ぬ」ことを希望する場合、「医師への指示」という文書をあらかじめ作成するように求めている。患者が末期状態だと二名の医師が証明し、治療が人工的な死の引きのばしにすぎないと主治医が判断すれば、文書は法的に有効と認められ、自然死が許されるのである。

こうした自然死は広い意味での「安楽死」に含まれる。安楽死とは、「助かる見込みがない病人を苦痛から解放する目的で、延命のための処置を中止したり、死期を早める処置をとること」(『大辞林』)だからである。

このうち、「延命処置の中止」は、毒薬の投与などによって患者をじかに殺す積極的安楽死と区別して、消極的安楽死に分類される。積極的安楽死が慈悲による殺人と呼ばれるのに対して、消極的安楽死は治療停止、死ぬにまかせることと呼ばれ、殺人とは区別されてきた。カリフォルニア州自然死法は、この消極的安楽死をアメリカで最初に法制化したものだった。

この法律を提案したのは、当時、州議会の民主党議員だったバリー・キーンである。提案は、キーンの体験に基づいていた。

キーンは弁護士で、議員となる前に、隣人の男性から治療停止の相談を受けたことがあった。男性の妻が末期ガンで苦しんでおり、装着された栄養チューブと人工呼吸器を本人の希望にそって外すことはできないものかというのである。

キーンは何とか希望をかなえたいと考え、いろいろ検討してみた。しかし、治療停止を許すような法律は見あたらず、要望に応えることができなかった。その後、今度は義理の母親が末期ガンとなり、隣人と同じような状況になる。義母は治療を制限することを求めた「リビングウィル」の文書を作成していた。ここでいう「ウィル」とは遺言を意味する。遺言はそれを書いた人が亡くなった後に効力をもつものだが、リビングウィルは書いた人が生きている間に発効することを目指している。意思決定能力のある段階で末期状態になったときに治療の停止を求める患者の意思表示文書がリビングウィルである。

当時、リビングウィルについては、すでにいくつかの文案が提案されていた。特に有名だったのはアメリカ安楽死教育協議会の作成した文書である。しかし、この文書は一団体が作成した要請書にすぎず、強制力のあるものではない。そのため、安楽死協議会はたんに文書の普及を図るだけではなく、その法制化を求めて運動を展開していた。しかし、運動は成功していなかった。キーンの義母の場合も、法的裏づけのない文書は無力だった。

そこで、キーンは、一九七四年に議員に選出されるとすぐに、「万人が医学的手段による生命の延長をせずに死ぬ権利をもつ」ことを認める法案を州議会に提出する。しかし、この「死ぬ権利」法案は、強い反対にあって、あっさり廃案となってしまった。

強硬に法案に反対したカトリック保守派の主張は、こうである。中絶を認めた連邦最高裁のロー判決は、プライバシー権による選択の自由の美名に隠れて、もっとも弱い立場にある人間の生命を軽んじた。同じことが、生命の終わりに認められるようなことがあってはならない。キーン法案を通過させれば、ナチスの再来を許すことになる。ナチスのホロコーストの出発点に、障がい児や成人に対する安楽死計画があったことを忘れてはならない。

こう批判した保守派は生命擁護の立場から大々的なキャンペーンを展開し、「死ぬ権利」法案に激しく反対した。

しかし、キーンは、最初の法案が退けられた二年後に、名称を刺激的な「死ぬ権利法」から「自然死法」に変更し、再度、法案を提出した。それが、あっさり議会を通過する。州民の意識が大きく変化していたからだ。

最初の法案は、必ずしも人びとの関心を引いたわけではない。かといって、反対派がもちだすナチスという批判が、身近に感じられたわけでもなかった。末期医療の問題は、まだそれほど切実なものではなかったのである。

しかし、二年後には、状況が一変していた。人びとは末期医療の問題に目を向け、患者が作る文書が必要だと感じ始めていた。当時の世論調査では、自然死法に賛成の人が湾岸地域では九六％にのぼっている。そこには、同時期に起きたカレン・アン・クインラン事件が及ぼした圧倒的な影響があった。それは、人びとに末期医療の問題を身近な誰にでも起こる問題として初めて意識させた事件だった。

●――「死ぬ権利」を求めた裁判

クインラン事件は、一九七五年から七六年にかけて、米国ニュージャージー州で争われた裁判事例である。日本でも当時、カレン事件、カレン裁判として大きく報道されたので、一定年齢以上の方なら、記憶されている方も多いだろう。

一九七五年の四月一四日の深夜、当時二一歳だったカレン・アン・クインランが、おそらくは急性薬物中毒で意識不明となり、運ばれた病院で治療のために人工呼吸器を装着された。しかし、五月になると、カレンが意識を回復する見込みはないという診断が、家族に伝えられた。

そこで、カレンの両親は、同年の九月一二日、娘の治療停止を求めて裁判に訴えた。人工呼吸器を外して、娘を自然の状態に戻して、死なせてほしいというのである。こうして、事件は「死ぬ権利」を求めた裁判として大きく報道されることになった。

カレンの病状は、遷延《せんえん》性植物状態だと診断されていた。「遷延性植物状態」というのは、それまでも俗に使われていた「植物人間」という言葉と違い、医学用語であり、この裁判が始まる少し前の一九七二年に提唱されたところだった。それは臨床的に同じような反応を示す一群の意識障害の患者に対して与えられた症候群の名称で、必ずしも価値評価を含んでいるわけではない。ただし、「植物」といういい方に含まれる侮蔑的なニュアンスもあって、現在の日本では、遷延性意識障害と呼ばれることが多い。

この状態の患者は、最初の重い昏睡状態を脱すると、日中は目を開け、夜になると目を閉じる状態に移行する。しかし、患者には、普通の意味での意識はまったくなく、コミュニケーションがとれないとされる。

カレンの場合も、そうした典型的な症例だった。しかも、カレンの病状はきわめて重く、主治医たちも含め、多くの専門家たちは、人工呼吸器なしには生命を維持することは不可能だろうと診断していた。人工呼吸器が外されれば、カレンはすぐに死ぬことになる。この前提に立って、裁判は進行していく。

原告側が請求の根拠としたのは、ここでもまたプライバシーの権利だった。死はきわめてプライベートなものであり、どのような死に方をするのかは個人が決めるべき事柄に属す。死に方を選ぶのは、個人の権利である。だとすれば、末期患者が無用な延命治療を拒否して、死を選ぶことも患者の権利として認められるべきだというのである。それが、アメリカでは、治療停止を求めたクインラン事件が「死ぬ権利」を求めた裁判として報道されていく理由だった。

生きることが権利として主張されるのは、理解できる。生きる権利をいわざるをえない状況を想像することも容易だろう。日本国憲法もすべての国民に「健康で文化的な最低限度の生活を営む権利」として生存権を保障している。しかし、そうした生きる権利と比べると、死ぬことが権利として主張されるというのは、じつに奇妙に響く。近年、日本でも「死ぬ権利」という言葉を目にする機会が増えてきた。しかし、元々は避けがたいものとして自然に生じるはずの死を法によって認められる権限として要求するというのは意味をもちうるのだろうか。

ここでいう死ぬ権利というのは、とりあえずは自殺の権利を意味していない。アメリカでは、クインラン事件以前から、末期患者が積極的安楽死を要求する権利として、医療との関係で死ぬ権利といういい方が使われ始めていた。もともとは、死ぬ権利というよりも、患者が医療者に死なせて（殺して）もらう権利、あるいは医療者が患者を死なせる（殺す）権利という意味だった。

安楽死は、それをする人とされる人との間に成り立つ一つの行為である。死ぬ権利というい方では、その行為をする人とされる人の関係がねじれている。そのため、このいい方が奇妙に響くのかもしれない。ともかく、もともとは積極的安楽死の承認を求める「死ぬ権利」という主張が、クインラン事件をきっかけに、積極的安楽死ではなく、治療の停止を求める権利に意味を限定する形で、アメリカで広く使われることになった。

●家族だからといって、死なせることは許されるのか？

クインラン事件の第一審は、一九七五年一一月にニュージャージー州高等裁判所で下された。判決は、クインラン家側の訴えを退けていた。

州高裁で裁判を担当したミューア判事も、一般的には、末期患者の治療の拒否権が成り立つ可能性は否定しない。しかし、プライバシーの権利は、自分で自分のことを決める権利である。突然倒れ、意識不明となったカレンが、治療拒否の意思をもっていたことを示す証拠はない。それに、専門家たちは、人工呼吸器を使えば、生命活動を長期間維持できるはずだと認めている。カレンは死が切迫した末期状態にあるとは考えられないのである。

ミューア判事は、カレンのような患者を抱えた家族の苦悩は十分に理解できると述べている。しかし、いくら家族だからといって、治療停止を求めることは許されない。今のような状態なら生きていたくないはずだからというのは、あくまでも推測にすぎないからだ。

社会は、人間が生きている限りはその生命を大切にするということで、成り立っている。法が、他人の判断で死を許すような死ぬ権利を認めることなどありえない。第一審が重視したのは、現在カレンが生きているという事実だった。

しかし、翌一九七六年三月、州最高裁は逆転判決をいいわたす。判決によれば、主治医が患者には意識を「回復する合理的可能性がいっさいない」と判断し、患者の後見人と家族が生命維持装置の停止を決断し、病院倫理委員会などの助言機関が承認した場合、「現在の生命維持装置は取り外すことが許される」。そして、州最高裁は、生命維持の撤去を行った「いかなる関係者についても、刑事上、民事上の法的責任を問われるものではない」ことを明言した。

ここに、アメリカの裁判史上初めて「死ぬ権利」が認められることとなった。判決はまず、プライバシーの権利がきわめて包括的で「特定の状況下での医学的処置を断る患者の決定をも含む」ことを認める。このいい方は、連邦最高裁のロー判決が中絶に関して認めたプライバシー権をそのまま末期医療の場面に適用したものだった。

しかし、問題は、一般的な末期患者の治療の拒否権ではなく、カレンの場合の治療停止である。第一審は、カレンの場合、末期でもないし、本人の意思が確かめられないから、プライバシー権は使えないと判断していた。これに対して、州最高裁は、その判決は論理的に一貫しているかもしれないが、カレンの事情を考えるとそうした一貫性は不適切だと認定した。

州最高裁は、判決のなかで、もしカレンが奇跡的に一時、意識を回復し、自分の病状を知ったとしたら、治療停止を求めるはずだという推測を述べている。カレンは生を強いられているにすぎない。生命活動が維持されているとはいっても、カレンのような状態は本当に生きているとはいえないのである。その意味で、人工呼吸器を外してほしいという両親の訴えは、正当性をもつ。訴えは、「この社会のメンバーの圧倒的多数」がすることと同じことを求めているものにほかならないからである。それが、州最高裁の判断だった。

治療停止は、一般的に、プライバシー権を根拠に、患者の権利として認められた。しかし、カレンの場合は、当然のことながら、プライバシー権の適用によって治療停止を認めるためには、推測に推測を重ねるほかない。それは、もともと「死ぬ権利」という主張に含まれていたねじれを社会のメンバーの圧倒的多数の権利として固定することを意味するだろう。少なくとも、病床に横たわり、法廷に不在のカレンにとって、死ぬ「権利」は遠い存在だったはずだ。

◉――本人が自分の死を決められないなら、他人が決めるしかない？

クインラン事件の経緯は、マスコミによって詳しく報道された。それは、人びとの驚きを呼び起こすものだった。この事件が報道されるまで、誰もカレンのようなことが起きるなどとは考えてもいなかった。しかし、この事件によって、末期状態患者の問題が急に人びとの話題にのぼるようになったのである。事件はごく普通の一般家庭に起こった。誰もがカレンやその家族になる可能性がある。事件には、現代医療のもとでの死が典型的に示されているように思われた。

裁判で争われていたときに前提となっていたのは、人工呼吸器が外されればカレンは死ぬ、しかし、外されなければ意識もなしにベッドに横たわったままの状態が果てしなく続くだろうということだった。そうした死ぬに死ねない状況、それを医療の進歩がもたらしている。そうなると、死は自然の出来事ではなく、人為的な出来事、人の手による選択によるしかない。そうした可能性が出てきたことに、人びとは驚かされた。

同じ驚きは、州最高裁の判事たちにも認められる。判決を書いた主席判事は後に州知事になってから、判決当時のことを振り返り、理論的な観点よりも、ともかく苦境に陥った家族を救うために、訴えを認める判決を下そうとしたのだと回想している。奥さんからも、当時予定されていた日本旅行を取りやめて、すぐに家族を救うようにといわれていたという。

いってみれば、州最高裁の判決は、大多数の世論に沿う形で、自分のことを自分で決められない人に自己決定権をもちだすという無理を承知の上で下された。社会の圧倒的多数は、家族の苦境に同情し、娘を死なせる決断に賛成していたのである。

●——現代医療のモンスター

クインラン家に対する同情が生まれたのには、いくつかの要因がある。たとえば、マスコミの伝えたカレンの父親の人物像である。父親は、娘を死なせるのではない、ただ自然の状態に戻してほしいだけだ、それが自分たちの信仰にもかなっている、と繰り返しマスコミに語っていた。信仰に厚い、朴訥な人柄の父親が、強大な権力をもつ医学や法の専門家に対して、娘の救いを求めて訴える姿は人びとの共感を誘うものだった。

そうした人びとの共感の底には、裁判の過程で形成された現代医療への強い恐怖感が指摘できる。

事件で問題となった人工呼吸器は、現代医療の進歩を象徴する。人工呼吸器は、一九五〇年代に世界的に大流行したポリオ（小児麻痺）の治療の経験から開発され、その後急速に医療現場に普及してきた。その結果、たとえば救急医療などにおいて、救命率が大きく向上することになった。場合によっては、心肺停止状態で病院に運ばれた患者が人工呼吸器をはじめとするさまざまな機械や進歩した薬剤などによって命をとりとめるだけではなく、劇的に回復し、社会復帰を果たすことも可能となってきた。

カレンの場合も、そうした治療を目指して、人工呼吸器は装着されたはずである。しかし実際には、回復することなく、死ぬに死ねない状況がもたらされたのである。クインラン家の苦境を生み出したのは、進歩した医療技術そのものなのだ。しかも、こうした事態は誰にでも起こりうる。医療技術の進歩が両刃の剣となりうることを、人びとは意識することになった。

クインラン事件の場合、そうした意識には一つの強烈なイメージが伴っていた。カレンは現代医学が生み出したモンスターだというイメージである。このイメージは、特に第一審の事実審理の過程で、形づくられ、人びとの意識を支配することになった。

クインラン事件が開始された当初、カレンは意識不明でベッドに横になっているというので、「眠れる森の美女」のようなイメージで報道されていた。しかし、裁判が進行するにつれて、カレンは眠れる森の美女などではなく、医療技術によって無理矢理に生命活動が維持されているだけの「生ける屍」だというイメージができあがっていった。そうした怪物を現代の医療は生み出している。
こうした医療のイメージは、あまりに偏っているともいえる。医療技術はモンスターだけを生み出すわけではない。治療はうまくいく場合もあれば、そうでない場合もある。そうした揺れのなかで、進歩も起こるし、その進歩によって生じる救命の可能性に目を向けることもできるはずである。しかし、そうした顧慮など、モンスターというイメージの前ではひとたまりもないものだった。
裁判を傍聴していたジャーナリストのコーレンは、『カレン・アン・クインラン—永遠の生命の時代における死』という著作のなかで、次のように述べている。

「近代的な設備の整った救急治療室、手術室、集中治療室を手にしている医師は、フランケンシュタインの著者、シェリー夫人の奔放な夢想も及びもつかないような医学的奇跡を起こすことができる。……

ドクター・ヴィクター・フランケンシュタインと同様に、医師たちは良かれと思ってことにあたっているにすぎない。しかし、これもまたドクター・ヴィクター・フランケンシュタインと同じように、彼ら医師たちも時にモンスターを生み出す。このモンスターは深夜番組のモンスターのように血に飢えて暴れまわり、子どもたちを殺害し、村人たちを震え上がらせはしない。にもかかわらず、モンスターはモンスターであって、その存在そのものによって家族を破壊し、生活をめちゃめちゃにする。

現代のモンスターとは、心も身体もあまりにもひどく、取り返しのつかない傷害を受けているために、いったい誰なのか、自分も家族もわからなくなっているような人たちだ。彼らは生物学的意味で生きているにすぎない。彼らは全米の集中治療室や養護施設で身を横たえている多くのカレン・アン・クインランなのだ」

医療技術は末期患者に非人間的な状況を強いている。クインラン事件とともに、恐怖を伴うモンスターというイメージが末期医療についての人びとの理解を大きく支配することになった。

●死ぬ権利とモンスター、フレッチャーの場合

しかし、クインラン事件によって初めてモンスターというイメージが終末期医療に結びつけられたわけではない。医学や生物学の進歩がモンスターを生み出すというのは、先ほどのコーレンも触れていたように、それこそ一九世紀初頭のシェリー夫人の『フランケン

シュタイン』以来、おなじみのイメージだった。そのイメージはクインラン事件よりも前にすでに「死ぬ権利」に結びつけられていた。

アメリカの生命倫理の先駆者の一人にジョーゼフ・フレッチャーがいる。日本でもかつては「状況倫理」の代表的思想家としてよく知られていた。フレッチャーはアメリカでもっとも早くから「死ぬ権利」を主張していた人でもあった。たとえば一九六〇年の「患者の死ぬ権利」という文章では、病院付の牧師であった自分の経験談から始まり、現代の病院における死を論じている。そこには、「死ぬ権利」をめぐる典型的な論法が示されている。

フレッチャーは、「愛に満ちた別れと荘厳な最期の言葉を含むような古典的な臨終の場面は、実際には過去のもの」となったことを強調する。そして、「尊厳のうちに死ぬ権利という問題を引き起こすのは、医学の失敗であるよりも成功であることの方がはるかに多い」という。今や、医療技術の進歩によって、「以前ならもう終わりであったような時期の後でも長く人々を《生かす》ことが可能」となり、「生命の延長と死の過程の延長という二重の結果」がもたらされた。

フレッチャーは、末期患者病棟のインターンが回診をベッドの「植物に水をやりに行く」と表現するという話を紹介している。医学は、昏睡状態のまま、さまざまなチューブをつけられ、操作される対象と化した患者を生み出した。こうして、「人々を慈悲深く解き放ち《逝かせる》という問題」が生じた。

こう論じたフレッチャーはモンスターを語る。「生命の始まる誕生の時点でモンスターを蘇生させようとはしない医師であれば、ましてや生命の終わりの時点では人間をモンスターにしてしまおうとはしないだろう」。そうした場合の治療をどのように打ち切ればよいのか、それをフレッチャーは「死ぬ権利」の問題として提起した。

フレッチャーの場合、「死ぬ権利」の主張は単なる治療停止ではなく、積極的な安楽死の肯定に重なっていた。フレッチャーは、医療技術の進歩によって生まれた問題を考えようとすれば、生と死は人間の力を超えた自然に属すという考え方が最大の障害になるという。医学の進歩によって、人間は自らの手で生と死をコントロールできるようになった。人間はそのことを正面から受けとめ、責任をもってバース・コントロールとともにデス・コントロールを行うべきである。フレッチャーは、積極的安楽死も含むコントロールによって、モンスターを押さえ込もうとした。「死ぬ権利」とは、人間の手によるデス・コントロールの主張だった。

フレッチャーの主張を見ると、人々に恐怖心を抱かせるモンスターというイメージが死ぬ権利の主張を支えていることが分かる。モンスターは医学用語としては奇形を指す。そのイメージは人間の命の終わりの場面だけではなく、誕生の場面にもかかわってくるし、その双方の場面をコントロールしたいという主張を動機づけるものともなりうる。そのことが、フレッチャーの主張にはよく示されている。

●―――カレンのその後

ニュージャージー州最高裁判所の判決が出された後の五月二二日、カレンに装着されていた人工呼吸器は撤去されることになった。

しかし、人工呼吸器が撤去されると、裁判が行われている間は、ほとんど誰も予想していなかった事態となる。亡くなるはずのカレンが自発呼吸を開始し、自力で生き始めるのである。少なくとも、報道された限りでは、そういう印象が生じる事態となった。カレンが息を引き取るのは、裁判が終わってから九年後の一九八五年のことになる。

ただし、カレンは判決に従って人工呼吸器を外したところ、突如、自発呼吸を始めて、生き続けることになったわけではない。現実には、裁判を争った病院側が、カレンが自分たちの病院で亡くなることを恐れて、人工呼吸器を時間をかけて外していった。植物状態の場合、基本的な生命活動をつかさどる脳幹の部分は生き残っている。そのため、基本的に、患者は、人工呼吸器によらなくとも自力で呼吸することが可能である。病院側が人工呼吸器を外したのは、脳幹の機能が十分に働くことを確認した後だったのである。病院側は、カレンが自発呼吸ができることを確かめると、完全に治療の対象ではなくったとして、家族に転院を迫っている。家族は苦労して受け入れてくれる施設を探し、転院先でカレンはその後も生き続けることになる。何とも無残な話といえるかもしれない。テクノロジーからの解放の要求は、州最高裁の判決によっても、満たされなかった。

●――法制化のメカニズム

クインラン事件以降、アメリカは、リビングウィルの法制化へと動いていく。カリフォルニア州自然死法が成立する以前にも、同様な法案はすでに一五州で提出されていたが、いずれも廃案となっていた。それが、カリフォルニア州自然死法成立以降、すっかり変化し、一九八〇年代初めには、アメリカのほとんどの州で、同様の法律が成立する。何人もの論者が指摘するように、アメリカではクインラン事件が人びとの共通の経験となり、死の問題を考える上での分水嶺となったのである。医療が生み出すモンスターというイメージは、じつに強烈で、大きな変化をもたらした。

この経緯には、生命倫理の問題をめぐって、一定の社会的対応が出てくるメカニズムがよく示されている。対応を決めるのは、冷静な判断というよりも、喚起力のあるイメージである。

ジョンズ・ホプキンス・ケースの話に登場した神学者、ガスタフソンは、アメリカに生まれた生命倫理という分野が一大成長産業になってきたことを論じ、生命倫理の問題がマスコミによって提供されてきたことを指摘している。マスコミには、当然のことながら、人びとの注意を引くような形で問題を提示する傾向がある。場合によっては、感情に訴えるために、ある種の誇張も辞さないはずである。そうした点では、「カレン＝モンスター」はきわめて効果的なイメージで、新たな法を生み出すまでに至った。ただし、そうした法律で、問題が解決されたかといえば、かなり疑わしい。

たしかに、アメリカの場合、法律ができることで、本人の意思が明らかかと思われる場合には、治療停止はしだいに認められるようになってきた。しかし、本人の意思が明らかというのはどのようにして確かめられるのか、また本人の意思が明らかでないときは、どうするのか。

アメリカでは、日本に比べ、リビングウィルが普及しているとはいっても、誰もがそうした文書をもっているわけではない。実際の場面では、そうした文書では実際の個別的な状況をカバーすることは不可能で、ものの役に立たないことも多いことがアメリカでも指摘されている。そのことは、クインラン事件以降も、さまざまな形で治療停止をめぐる裁判が起こっていることからも明らかである。

さらには、死ぬ権利の主張は、クインラン事件によって、消極的安楽死の要求に限定されたわけだが、そこにとどまる保証はないことにも注意すべきだ。実際、その後の死ぬ権利を擁護する運動は、積極的安楽死の法制化へと向かっている。

たしかに、死ぬ権利を求めたくなるような場合を考えることはできる。誰でも無理矢理生かし続けられるような事態は望まないからだ。

しかし、あわてなくとも、死は必ず訪れる。その場合、患者側からすれば、法律に頼るよりも、患者のことを十分に理解してくれる信頼できる医師を見つけ、その医師を中心とする医療の場の中で、自分の死に向き合うほうが現実的なはずである。

リビングウィルを法制化しても、そうしたより良い医療が保証されるとは限らない。少なくとも、特定のイメージに駆り立てられて、ことを急ぐことよりも前に、考えてみるべきことは多い。

第九章

あなたは、家族が治る見込みがないとき、人工呼吸器を取り外すことに同意しますか？

——射水市民病院事件と尊厳死運動

●——安楽死をめぐる日本での議論

治療停止の問題は、近年、日本でも大きな注目を集めている。その最近の動きには、前章で詳しく見たクインラン事件以降のアメリカの動きをなぞるようなところがある。

従来、日本では、クインラン事件で問題となったような治療停止はさほど大きな話題にはなってこなかった。マスコミで大きくとりあげられていたのは、消極的安楽死ではなく、積極的安楽死の問題だった。

特に日本の裁判所では、世界的にきわめて早い時期に、狭義の安楽死（積極的安楽死）の違法性が阻却される条件が示されてきた。一九六二年に名古屋高裁が下した山内事件判決である。そこで示された条件は、一九九五年の東海大安楽死事件をめぐる横浜地裁判決で四つにまとめられ、今日にいたっている。

東海大の事件は、一九九一年に東海大学病院の医師が末期ガンの患者に塩化カリウムの原液を注射し、死なせたものだった。これは、日本で初めて医師が関与する安楽死事件として大きく報道された。

　この事件の判決で、横浜地裁は、「医師による末期患者に対する致死行為が、積極的安楽死として許容されるための要件」として、(一)耐え難い肉体的苦痛があること、(二)死が避けられず、その死期が迫っていること、(三)肉体的苦痛を除去・緩和するために方法を尽くし、他に代替手段がないこと、(四)生命の短縮を承諾する患者の明示の意思表示があることの四つをあげている。

　日本では、この東海大の事件以降、医師が関与する安楽死事件が時にマスコミに登場することになった。たとえば、一九九六年に報道された京都京北病院事件である。その病院の院長が末期ガンで苦しんでいた男性患者に筋弛緩剤を投与し、患者がまもなく死亡していた。この事件では、院長は翌年殺人容疑で書類送検されたものの、結局、不起訴となった。

　他方、裁判となったのは、二〇〇二年に明らかとなった川崎市の川崎協同病院での事件である。一九九八年、意識不明となった男性患者が、筋弛緩剤を投与されて死亡した。そのため、主治医だった医師が殺人の疑いで逮捕、起訴された。元主治医は、二〇〇五年の横浜地裁の第一審でも、二〇〇七年の東京高裁の第二審でも、かなり判決のニュアンスは異なるのだが、殺人罪で有罪とされている。判決は二〇〇九年一二月の最高裁判決で確定した。

このように、東海大の事件以降、医師が関与する積極的安楽死の事件が時に報道されてきた。しかし、治療停止については、広義の安楽死に含まれるものの、関心を集めることはほとんどないままにきた。それが、二〇〇六年になって、事態は急に大きく変化する。きっかけは、その年の三月に報道された射水《いみず》市民病院事件にあった。

●――射水市民病院事件

二〇〇六年三月二五日、マスコミは、富山県射水市で行われた記者会見の内容をいっせいに報道した。射水市民病院で、前年の一〇月に当時五〇歳の外科医師が七八歳の入院患者の人工呼吸器を取り外そうとするなど、不自然な点があったために、病院が調査を始めたというのである。

同日の『読売新聞』は、「患者七人の呼吸器外す　富山・射水市民病院、五〇歳医師安楽死の疑い」という見出しをつけて、次のような記事を掲載している。

「富山県射水市の同市民病院で、外科医師が入院患者七人の人工呼吸器を取り外し、全員が死亡していたことが二五日わかった。……同市によると、この外科医師は九五年四月から同病院に勤務。昨年一〇月、受け持っていた七〇歳代後半の男性患者について、人工呼吸器を外したいと院長に申し出たが拒否されたという。……このため、同病院が内部調査を始め、それ以前の外科医師による人工呼吸器取り外しと、患者七人の死亡を確認。昨年一〇月、県警に通報した。外科医師は、自宅待機を命じられた」

さらに、この二日後には、富山県警が「発覚のきっかけになった男性（当時七八歳）の入院三日後に外科部長が人工呼吸器を外そうとした行為が拙速で特異なケースだったとみて」、関係者から事情聴取を行っていたことも報じられた。

問題は、偶然のことから明らかとなったようだ。平成の大合併で誕生した射水市の市民病院では、公立病院の経営建て直しのために新たな病院長が就任して以来、さまざまな経営努力が図られていた。その一環として、内科病棟の空きベッドを外科が使うことも行われた。

その病室で外科医が出した人工呼吸器の停止の指示に、病棟担当の内科の看護師が疑問を抱いたのである。内科のスタッフからすれば、問題の患者のような場合に人工呼吸器を取り外すことなど考えられず、外科医の指示は理解できないものであったという。看護師は病院長に相談した。こうして、過去の事例も浮かび上がることになった。

●外科部長への批判から同情へ

問題となった医師に対しては、当初、批判的な論調が多かった。その医師が患者本人の意思を確認しておらず、呼吸器の取り外しを病院スタッフと相談せず、独断専行していたことが強調されていたからだ。

東海大事件の横浜地裁判決でも示されていたように、安楽死に関しては、安楽死をさせられる当人が安楽死を望んでいることが、法的に許容されうる大前提と考えられてきた。消極的安楽死についても、基本は変わらない。当人の自己決定を尊重しなければならないのである。

その点からすれば、射水市民病院での事件は、人工呼吸器の撤去がもっぱら主治医の外科部長一人の判断によっており、治療停止についての基本的な理解も不十分で、患者本人の意思への配慮が欠けていた。射水市民病院の事件は、治療停止の問題から患者当人のことがすっぽり抜け落ちているように見えるものだった。そこには、治療停止に予想される最大の問題点が典型的に現れているように思われた。

しかし、その後、マスコミの論調はしだいに変化していく。

この事件は、当事者の医師が積極的にマスコミに登場した点でも、特異なものだった。医師は時に実名でテレビ番組に登場し、発言の細部にブレはあるものの、人工呼吸器の取り外しは延命治療の中止であって、殺人にあたらないと繰り返した。自分の行為は患者を直接的に殺すような安楽死などではなく、尊厳死なのだというのが、医師の主張だった。

この当事者の主張に合わせるように、外科医に同情的な番組も登場する。たとえば、事件の半年ほどしてフジテレビ系列で放送された「延命治療中止—射水市民病院で何が起きていたのか」という富山テレビの番組である。

その番組で、問題の医師は救命治療と延命治療の区別を強調し、自分が行った人工呼吸器の撤去が無駄な延命治療の中止であることを淡々と、しかし雄弁に語っている。

ナレーションによれば、救命治療が患者の治療・回復を目指すものであるのに対して、延命治療はもはや回復の望みがなくなった患者の生命活動を維持するだけにすぎない医療行為である。放送は、患者本人の意思は確認されていなかったとはいっても、決定が医師の独断ではなく、家族と相談した結果であり、家族も外科部長に感謝していることも伝えていた。

番組は、取材していた新人記者がそうした医師の立場にしだいに共感していく過程を映し出していく。それと対照的に扱われるのは、告発した病院側、特に病院改革のために就任したばかりだった病院長だった。放送されたのは、記者会見で、外科部長と患者や家族でどのようなやりとりがあったのかを問いただす記者たちに、具体的なことはわからない、警察の手に委ねていると答える院長の姿だけである。見る者には、外科部長の独断専行を告発した病院側が、患者家族の意向を顧慮していないような印象が残る作りになっていた。

こうした対比の背景には、問題の外科部長に対して、家族が批判的でなかったことが大きく影響していたのだろう。この番組は、二〇〇六年にテレビドキュメンタリーの賞を受賞したという。

ともかく、この射水市民病院事件以降、治療停止の問題が急に日本でクローズ・アップされることになった。

●―――日本尊厳死協会の活動

日本では、治療停止の問題をめぐって、以前からリビングウィルの運動を展開してきた団体に、日本尊厳死協会がある。この協会を一九七六年に設立した中心人物は、医師で国会議員も務めた太田典礼である。会は、当初、日本安楽死協会という名称でスタートした。

太田典礼は代々医師の家に生まれた産婦人科医で、太田リングと呼ばれる避妊具の開発者としても有名だ。産児調節運動の立役者の一人として活動し、第二次世界大戦中には、産めよ殖やせよの時代に逆行するということで治安維持法違反で投獄された経験をもつ。すでに見たように、戦後、釈放されて国会議員となり、優生保護法の成立にも大きな影響を与えていた。

戦後の太田は、そうした人間の誕生をめぐる優生保護運動に加え、安楽死の容認を求める運動も積極的に展開していく。日本安楽死協会の設立も、その一環だった。協会は、その後、日本尊厳死協会と名称を変更し、現在にいたっている。日本でも、生命の始まりと終わりの問題はセットで語られる。

日本尊厳死協会の東海支部は、二〇〇七年に『私が決める尊厳死——「不治かつ末期」の具体的提案——』（日本尊厳死協会）を刊行している。射水市民病院での事件をきっかけに出版されたものだ。

その本は、「あまりにも進んだ延命処置は不治、末期あるいは回復不能の持続的植物状態などにおいて、かえって苦痛を強制し、尊厳ある生を冒す場面が多く見られるように」なったため、「延命措置は拒否するという運動がおこったのも当然の流れでした」と語り、日本尊厳死協会の歩みを振り返っている。

そこでは、「カレン裁判の判決」が「この運動の大きな転機」として言及されている。

「わが国では、カレン裁判の判決が下された同じ年の一九七六年（昭和五一年）、医師であり国会議員でもあった故太田典礼先生が……呼びかけて日本尊厳死協会（当時は尊厳死という表現はなく、消極的安楽死の意味で安楽死協会と呼称。その後……一九八三年（昭和五八年）に尊厳死協会と改称）を発足させ、リビング・ウイルを進め、尊厳死思想の普及運動を展開してきました」

史実としては、日本安楽死協会を設立した太田典礼はむしろ積極的安楽死の擁護者というべきである。しかし、その主張には大きな抵抗が予想されることから、その後、協会内の議論によって、安楽死を消極的安楽死の意味に限定し、安楽死という刺激的な言葉に代えて尊厳死を用いることになったのである。

そうした転換に大きな影響を与えたのが、右の説明にもあるように、クインラン事件だった。クインラン事件は、カレン事件、カレン裁判として、日本でも大きく報道された。それが、日本で「尊厳死」という言葉が広く流布されるきっかけとなった。協会が日本安楽死協会から名称を変更したのも、この事件が遠因となっている。

●――尊厳死という言葉

ここで、尊厳死という言葉について触れておけば、日本尊厳死協会が強調するように、日本では、クインラン事件で問題となったような治療停止の意味に限定され、積極的安楽死と区別されて使われることが多い。

つまり、医師が直接致死薬などを使って患者を死なせるのが狭い意味での安楽死（積極的安楽死）であるのに対して、尊厳死は単なる延命目的の医療行為を止めて、患者に自然な死を迎えさせることだとされる。射水市民病院の元外科部長も、そうした意味で尊厳死という言葉を使っていた。

しかし、尊厳死という言葉自体に、意味がそうした治療の停止（消極的安楽死）に限定される理由があるわけではない。

何をもって尊厳と呼ぶのかは、人や立場によってさまざまである。たとえば、一九九四年にアメリカのオレゴン州で「尊厳死法」が成立した。この法律は、一定の条件で、余命六カ月に満たない末期患者が自殺するための毒薬を医師が処方することを認めたものである。いわゆる、医師の幇助《ほうじょ》による自殺をアメリカで最初に認めた法律で、そこでいわれる

「尊厳死」は単なる治療停止による死を超えている。

「死ぬ権利」と同じように、「尊厳死」も消極的安楽死に限定されるわけではない。「安楽死」に比べ、「尊厳死」という耳ざわりのよい言葉には、注意が必要なのである。

●――尊厳死法制化の動き

日本尊厳死協会は、アメリカの安楽死教育協議会と同じように、リビングウィル文書の普及運動を展開してきた。「尊厳死の宣言書」と呼ばれるその文書には、次のような要望が掲げられてきた（なお、現行の文書は二〇一七年七月に「リビング・ウィル―Living Will―終末期医療における事前指示書―」と名称が変更され、文言も若干修正されている）。

①私の傷病が、現代の医学では不治の状態であり、既に死期が迫っていると診断された場合には徒に死期を引き延ばすための延命措置は一切おことわりいたします。

②但しこの場合、私の苦痛を和らげる処置は最大限に実施して下さい。そのため、たとえば麻薬などの副作用で死ぬ時期が早まったとしても、一向にかまいません。

③私が数カ月以上に渉って、いわゆる植物状態に陥った時は、一切の生命維持装置を

取りやめて下さい。

日本尊厳死協会への入会希望者は、この「宣言書」に署名、押印して協会に送ると、協会に登録され、コピーが二通本人に返送されることになっている。コピーの一部は本人が、もう一通は第三者が保管し、必要なときに提示するように勧められている。

先にあげた『私が決める尊厳死』によると、その時点で、協会の会員数は約一二万人、全国に九つの支部があって、活発に活動を展開している。ただし、この「尊厳死の宣言書」は、いうまでもなく、法的な拘束力をもつものではない。日本のリビングウィル運動は、カリフォルニア州で自然死法が成立する以前のアメリカと同じ状況に置かれているといえる。

そのため、日本尊厳死協会は従来からリビングウィルに法的拘束力をもたせることを目指して、法制化運動も展開してきた。特に、二〇〇五年には、一四万人という膨大な署名を添えて、国会請願を行った。その結果、超党派の国会議員からなる「尊厳死法制化を考える議員連盟」が発足している。

そうしたところに、二〇〇六年、射水市民病院事件は起こった。事件が公表されるとすぐに、「尊厳死法制化を考える議員連盟」は尊厳死の法制化を「先送りできぬ」という方針を出している。さらに、翌年の六月には、法案の要綱案が公表された。

対象は、治療による回復の可能性がなく死期が切迫している「臨死状態」に陥った患者である。そうした一五歳以上の患者が文書で治療の中止の意向を示していて、担当医以外の二人以上の医師が容体を確認し、臨死状態と判断した場合、医師は治療を中止できるというのが、要綱案の骨子である。

アメリカの場合、一九七六年、カリフォルニア州でクインラン事件に後押しされる形で自然死法が成立して以後、比較的短い期間に、多くの州でリビングウィルの法制化が行われた。そして、一九八五年に、統一州法委員会が「統一末期患者権利法」を採択し、リビングウィルの法制化の動きは完了する。

アメリカでは、少なくとも法的には、治療停止の問題は患者の権利として認められ、決着がつくことになった。そこには、日本で尊厳死の法制化を目指す人たちの一つのモデルがあるだろう。

厚生労働省の治療停止ガイドライン

しかし、日本の場合、治療停止の問題を法律によって規制することには、異論も強い。

図表７　厚労省治療停止のガイドライン

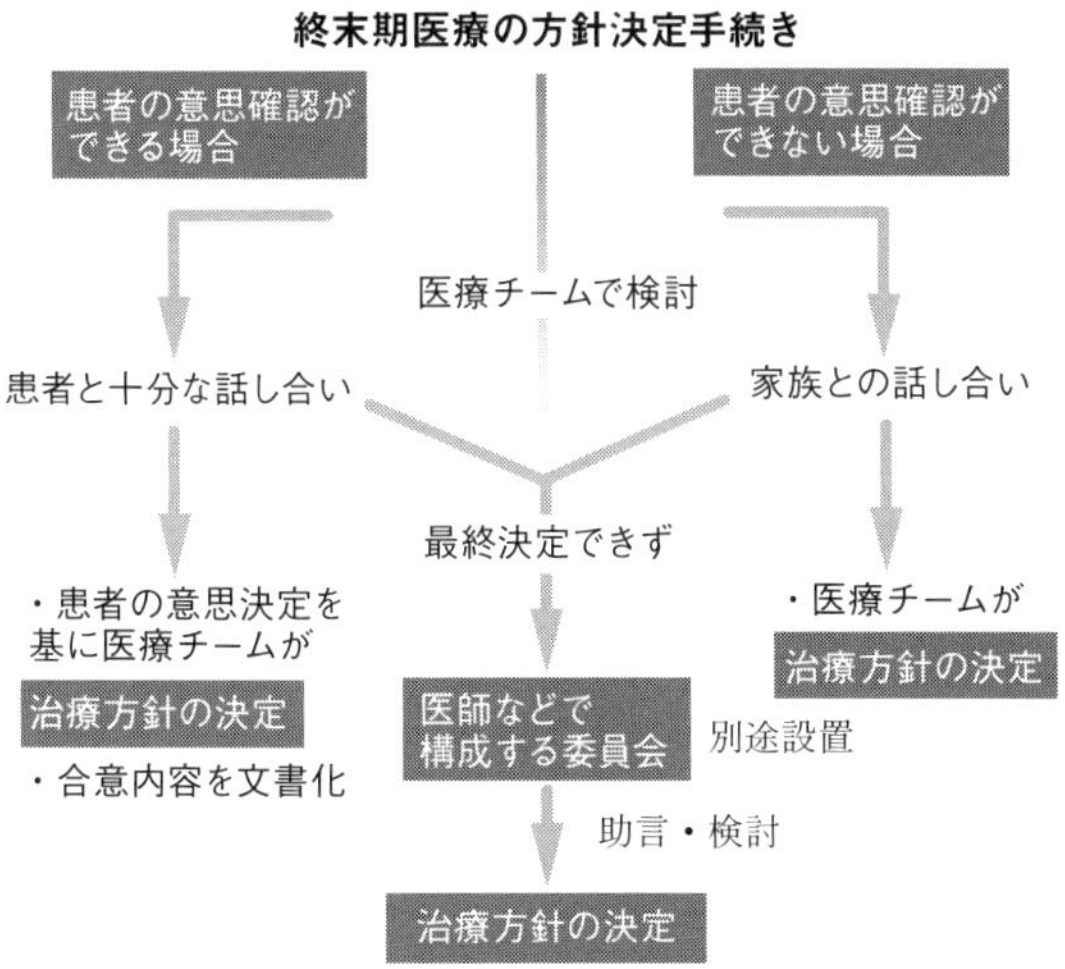

読売新聞（2006年9月15日）朝刊

そこで、射水市民病院での事件以降、ガイドラインで対応しようという動きも活発化してきた。

まず、二〇〇六年の九月に、厚生労働省が回復の見込みのない末期患者の治療停止について、ガイドラインの原案を発表している。これは、射水市民病院の事件を受けて、当時の川崎二郎厚生労働大臣（自民党）が、医療現場での混乱を避けるために、ガイドライン作成の方針を打ち出したことを受けたものだ。

ガイドライン原案では、主治医の独断を回避するために、主治医だけではなく看護師なども含めた多くの専門職が参加する医療チームが対処する必要が強調されている。そして、治療方針の決定にあたっては、患者の意思が確認できる場合と確認できない場合の大きく二つに分けて対応する手続きが示された。

患者の意思が確認できる場合は、医療チームと十分に話し合って、治療方針を決定する。意思が確認できない場合は、家族と話し合うことを原則とし、家族間で意見が分かれたり、家族がいない場合には、医療チームが治療方針を決定する。いずれの場合も、医療チームで意見が分かれたり、患者との合意が得られない場合には、複数の専門家からなる委員会を別途設置し、助言を求めることとされている（図表7 厚労省治療停止のガイドライン）。

救急医学会の提言

厚労省のガイドライン原案に対しては、手続き論に終始しているという批判が特に医療の専門家からあがっていた。それを受ける形で、一歩踏み込んだガイドラインを発表したのが、日本救急医学会である。学会は、「終末期の定義と一定の条件を満たせば延命措置の中止を行うことができる指針」として、二〇〇七年一一月に「救急医療における終末期医療のあり方に関する提言（ガイドライン）」を発表している。

まず終末期の定義については、あくまでも救急医療の場における終末期を問題にしており、慢性疾患を含む終末期一般を対象としているわけではないことが強調されている。その上で示された終末期の定義は、四つある。（一）不可逆的な全脳機能不全と診断された場合、（二）生命が人工的な装置に依存していて、生命維持に必須な臓器の機能が不可逆的に不全で、移植などの代替手段もない場合、（三）さらに行うべき治療がなく、現在の治療を継続しても数日以内に死亡することが予測される場合、（四）積極的な治療開始後に、回復不可能な疾病の末期であることが判明した場合である。

次に、停止の具体的な方法としては、（一）人工呼吸器、ペースメーカー、人工心肺などの中止または取り外し、（二）人工透析、血液浄化などの治療をしない、（三）人工呼吸器の設定や昇圧薬投与量などの呼吸管理・循環管理の方法の変更、（四）水分や栄養の補給の制限や中止の四つがあげられている。

この「提言」によれば、主治医以外の複数の医師も含めて客観的に終末期と判断された場合、治療を続けても救命の見込みのないことを家族に説明し、家族がそれでもなお治療継続を望むのでなければ、家族との協議の上で、治療停止も許される。

東京高裁は、医師に有罪の判決を下した川崎協同病院事件の第二審判決（二〇〇七年）のなかで、延命治療の停止について「尊厳死を許容する法律の制定か、これに代わるガイドラインの策定が必要」だと指摘していた。

今や、日本でも、一つの事件をきっかけに、末期医療に関して何らかの法やガイドラインが必要だという声が高まっている。日本の場合、そこには、どのような末期医療のイメージがあるのだろうか。その議論が「人生会議」に向かっていることは次章に見ることになる。

書類送検と不起訴

射水市民病院の事件では、その後、二〇〇八年の七月に、警察は問題の七件のうち六件の主治医だった外科部長と残りの一件の主治医だった元第二部長の二人を殺人容疑で富山地検に書類送検したことが報じられた。

いずれの場合も、呼吸器を外せば、患者が亡くなることはわかっていたので、現行の法体系では殺人罪に問わざるをえないというのが、警察の説明だった。ただ、遺族の処罰感情が薄いことと、延命治療中止に明確なルールがないこともあって、県警は記者会見で「厳重な処罰を求めるものではない」ことも明らかにした。実際、この事件は翌年に不起訴処分が確定した。

この書類送検を報じた七月二四日の『朝日新聞』によれば、外科部長は「人の道に従って医者として、どうあるべきかを考えて選んだ行為。（呼吸器を外すことが）一番いい方法であれば、やるべきで、やった以上は責任を負わなければならないと思う」と語り、院長は「二人には倫理面で、問題があった」と話したという。

この県警の対応は、世論の動きに沿ったものであるように見える。事件が報道されるにつれて、多くの人が外科部長に同情的となってきていた。

背景には、クインラン事件のモンスターというイメージほど強力ではないにせよ、末期医療、あるいは病院での死に対する恐れや否定的なイメージがあるはずだ。スパゲッティ症候群と呼ばれるような状態で、無理矢理最新の機械を使って、命をながらえさせられるのではないかという恐れである。それが、人工呼吸器の撤去に対する処罰感情の薄さにもつながっているだろう。

ただ、それで起訴されるかどうかが決まるとすれば、かなり奇妙だというべきかもしれない。守るべき法的規範などないことにもなりかねないからだ。そうなると、法や警察が登場してきたのは、治療停止を認める法やガイドラインを作るための儀式的な振る舞いだったようにも思えてくる。

●――残る疑問

それにしても、この射水市民病院事件をめぐっては、釈然としないところが多すぎる。たとえば、マスコミに積極的に登場した当事者の医師である。富山テレビの番組にも見られるように、患者の家族を大切にし、病院や警察の理不尽な対応に屈しないその姿は人びとの共感をさそうものなのかもしれない。しかし、人工呼吸器の撤去について語る元外科部長は、あまりにも雄弁だった。

そうしたところに、中島みちさんの『「尊厳死」に尊厳はあるか――ある呼吸器外し事件から』（岩波新書）が刊行された。綿密なインタビュー取材を踏まえて、この事件の細部を明らかにした本である。

そこに示されている事実は、読む者に暗澹たる気分を抱かせる。少なくとも、外科医を善として、病院長などの病院側が悪といったマスコミが作り上げた図式は間違っていることは明らかだ。さらに、この本を読むと、人の道に従ったという医師は、なにか大きな勘違いをしているのではないかと思えてくる。

友人の心理学者が、以前、雑談の折に、人間の生死に立ち会う医療職には全能感が出やすいのではないかといったことがある。全能感というのは、他人の生命について自分が決定権をもっており、全権が委ねられているといった感覚、いわば他者の生命に対して神であるという感覚である。ちょうどイギリスで多数の患者を秘密裡に安楽死させた医師が逮捕された事件や、フランスで看護師による同様の事件が報じられた頃の雑談だった。

もちろん、そうした事件は極端な場合であって、医療職が一般的に全能感をもち、それを行使しているなどということではまったくない。それに、全能感といったものがあるとすれば、それは医療職だけではなく、他者の命に対する人間一般の一つの見方を指す可能性が高い。ただ、そんな感覚でも仮定しないと、イギリスの例などは説明しにくいだろうというのが友人との雑談だった。その雑談のことを、中島さんの本を読んでいて、思い出した。

事件の当事者となった元外科部長は、人工呼吸器を撤去することが人の道にかなうという信念を繰り返していた。しかも、その点については、どの家族も感謝していると伝えられている。おそらく、この医師は患者の家族にとってもいいお医者さんだったのだろう。

だが、そのことが繰り返し語られると、死んでいった患者本人はどうだったのかという疑問もわいてくる。患者は医師の信念に殉じるために入院するわけではないだろう。それに、実際にとられていた行為が本当に医学的にみて「一番いい」といえるのかどうか、その点についても疑問が残らざるをえない。釈然としないのは、当然だろう。

そもそも、それまであまり大きな関心を呼ばなかった治療停止が、二〇〇六年の射水市民病院事件になって、急に医療の現場に大問題として登場したのはどうしてなのか。

先に触れた東海大安楽死事件が報道されたとき、新聞には「末期がん患者には人工呼吸器を付けないなどの消極的な安楽死の方法は、暗黙のうちに行われている」という医師のコメントが付されていた（朝日新聞、一九九一年五月一五日朝刊）。しかし、その点を問題にする人は誰もいなかった。人工呼吸器を付けないのと、付けていた人工呼吸器を取るのとでは、意味がまったく違うということだったのだろうか。

一般に、現場の医師が末期の患者の治療について、判断に苦慮する場合があることは、容易に想像できる。患者の自己決定権を重視すべきであることはわかっても、患者本人の意思がいつでもはっきりしているわけではない。特に末期とされるような場合に、本人の意思が不明な場合も多いだろう。そうした場合、家族がいれば、家族の意見を参考に、治療方針を決定していくしかない。

しかし、そうした難しさはなにも二〇〇六年になって急に登場したわけではないだろう。医療は常にそうした難しさを抱えながら、行われてきたはずである。

そうした医療がもちこたえられなくなったとすれば、それはどうしてなのか。患者家族の意見を重視した結果について、法的な責任の免除が明示されていないことが問題なのだろうか。家族の意見とはいっても、常に家族の意見が一致するとは限らない。誰の意見を重視するべきなのか、基準があるようでないところがある。そうした不明確さが問題なのだろうか。

しかし、アメリカの場合を見ても、そうした問題が法律やガイドラインで解決がつくとは思われない。

たしかに、医療陣が常に法的責任の問題に振り回されて、適切な判断がしにくい状況があるとすれば、法律などで保護の条件を示すことは、よりよい医療を実現する上で、役に立つかもしれない。しかし、そうした判断の基準を示せたとしても、それだけでは真の当事者が取り残されるおそれがなくなるわけではない。

患者からすれば、スパゲッティ症候群と呼ばれるような状態で、無理矢理最新の機械を使って、命をながらえさせられるのはかなわない。多くの人が願うのは、ともかくなんでもいいから生かしておいてほしいということではないだろう。

願いは治療停止の基準を設定するのとは逆の方向を向いている。死は避けられないにしても、最期までちゃんと生きていたいのである。その点を考えることなしに、ただ法律やガイドラインをというのでは、木を見て森を見ないということになりかねない。ことを急ぐだけが求められてはならないだろう。

第一〇章

あなたは、「人生の最終段階」について何を語りますか？

――日本版ＡＣＰ「人生会議」

◉――社会保障制度改革、「終末期」から「人生の最終段階」へ

　前章で見たように、日本の「尊厳死」をめぐる議論は二〇〇六年報道の射水市民病院事件をきっかけに活発となり、翌年五月に厚労省「終末期医療の決定プロセスに関するガイドライン」が出されることになった。その直後から日本救急医学会、日本医師会、日本学術会議、全日本病院協会、日本小児科学会、日本老年医学会、日本透析学会、日本緩和医療学会など、さまざまな学会などからも終末期医療に関するガイドラインが発表されてきた。

　厚労省のガイドラインはその後改訂され、二〇一五年に「人生の最終段階における医療の決定プロセスに関するガイドライン」、さらに二〇一八年には「人生の最終段階における医療・ケアの決定プロセスに関するガイドライン」となった。「終末期」は「人生の最終段階」と言い換えられている。二〇一八年版「ガイドライン解説編」では、「二〇一五年の厚労省「終末期医療に関する意識調査等検討会」で、「最期まで本人の生き方（＝人生）

を尊重し、医療・ケアの提供について検討することが重要であることから、「終末期医療」から「人生の最終段階における医療」へ名称の変更を行いました」と説明されている。この説明からすると、言い換えには本人の人生の尊重だけではなく、医療・ケアの提供体制が関わっていることが分かる。そこには医療を取り巻く環境の変化が反映している。

「人生の最終段階」という言葉はすでに二〇一二年八月の野田佳彦民主党政権下で成立した「社会保障制度改革推進法」に登場している。法律は、その年の二月の閣議決定「社会保障・税一体改革大綱」を受けたものだった。「人生の最終段階」という言葉は、その後、政権が自民党に変わっても、「社会保障制度改革会議報告書」や「持続可能な社会保障制度の確立を図るための改革の推進に関する法律」、閣議決定「経済財政運営と改革の基本方針二〇一七」で使用され、二〇一八年のガイドラインに受け継がれた。

出発点となった「社会保障制度改革推進法」は「安定した財源を確保しつつ受益と負担の均衡がとれた持続可能な社会保障制度の確立を図るため、社会保障制度改革について、その基本的な考え方その他の基本となる事項」を定めようとしたものだ。背景には、「急速な少子高齢化の進展等による社会保障給付に要する費用の増大」、また生産年齢人口の減少による「社会保険料に係る国民の負担が増大するとともに、国及び地方公共団体の財政状況が社会保障制度に係る負担の増大により悪化していること等」が指摘されている。

「人生の最終段階」はお金の心配とともに登場したともいえる。

日本の総人口は二〇〇八年の一億二八〇八万人をピークに、減少に転じた。人口減少はそれまで経験したことのない事態である。歴史的には日本の人口は長期間緩やかに上昇を続け、江戸時代にはほぼ横ばいになるが、一八六八年の明治維新後は急激に上昇してきた。それが今後一〇〇年で明治維新時点と同じ水準にまで減少するだろうとされている（図表8）。

予測によれば、人口の年齢構成も大きく変化する。高齢化はいっそう進み、少子高齢化、少産多死の時代を迎える。一五歳〜六四歳の生産年齢人口の割合が一九九〇年代には七〇％近くまであったのが、二〇二五年には六〇％弱、二〇六〇年には五〇％になる（図表9、10）。

このように日本では人口の基本構造が大きく変化しつつある。これは危機的な財政問題に直結する変化である。こうして医療の制度的見直しも議論されることになった。社会保障制度を財政的に見直し、医療・介護のあり方を改革しなければならない。「社会保障制度改革推進法」は「社会保障制度改革国民会議」を設置し、社会保障制度改革を国民一体となって「総合的かつ集中的に推進」することを目指す法律である。法律には興味深い文言が並んでいる。

図表８　我が国人口の長期的な推移

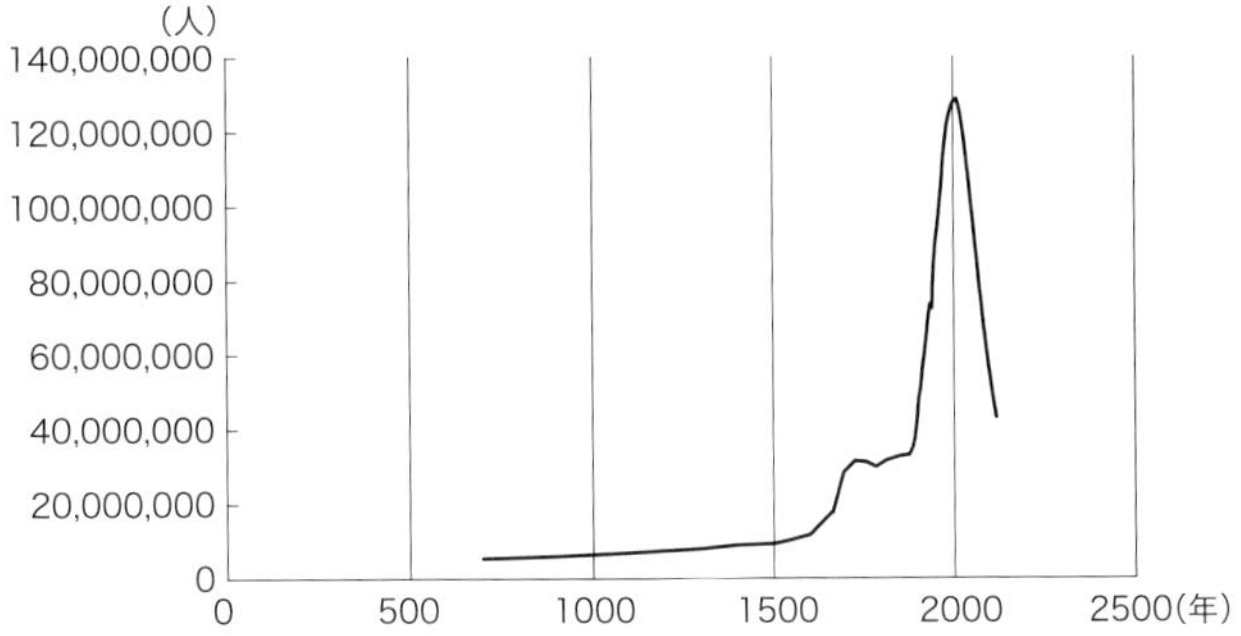

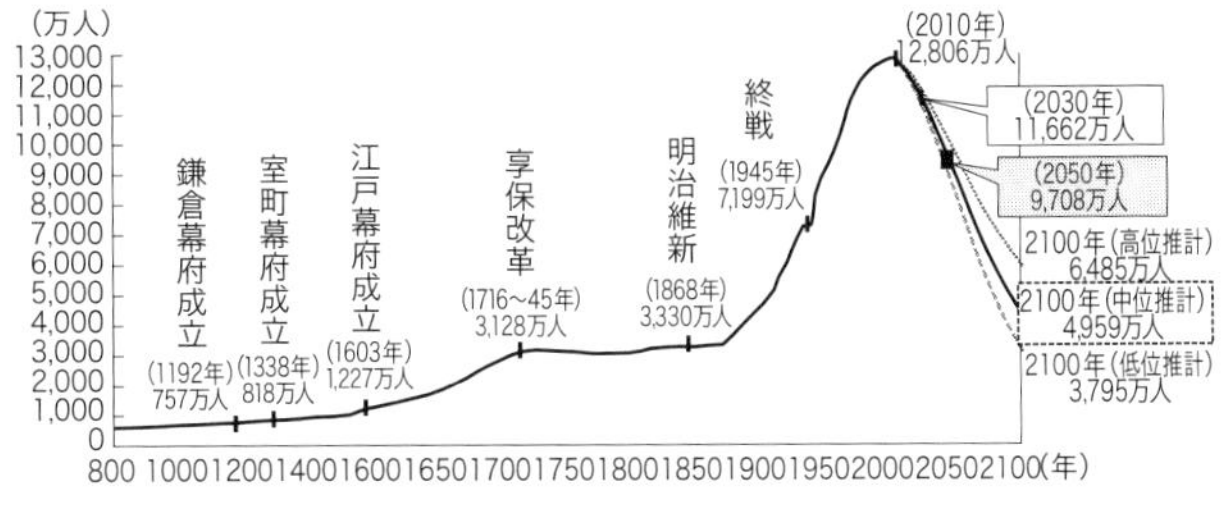

資料）平成25年厚生労働白書による

図表 9　日本の人口推移と将来推計人口

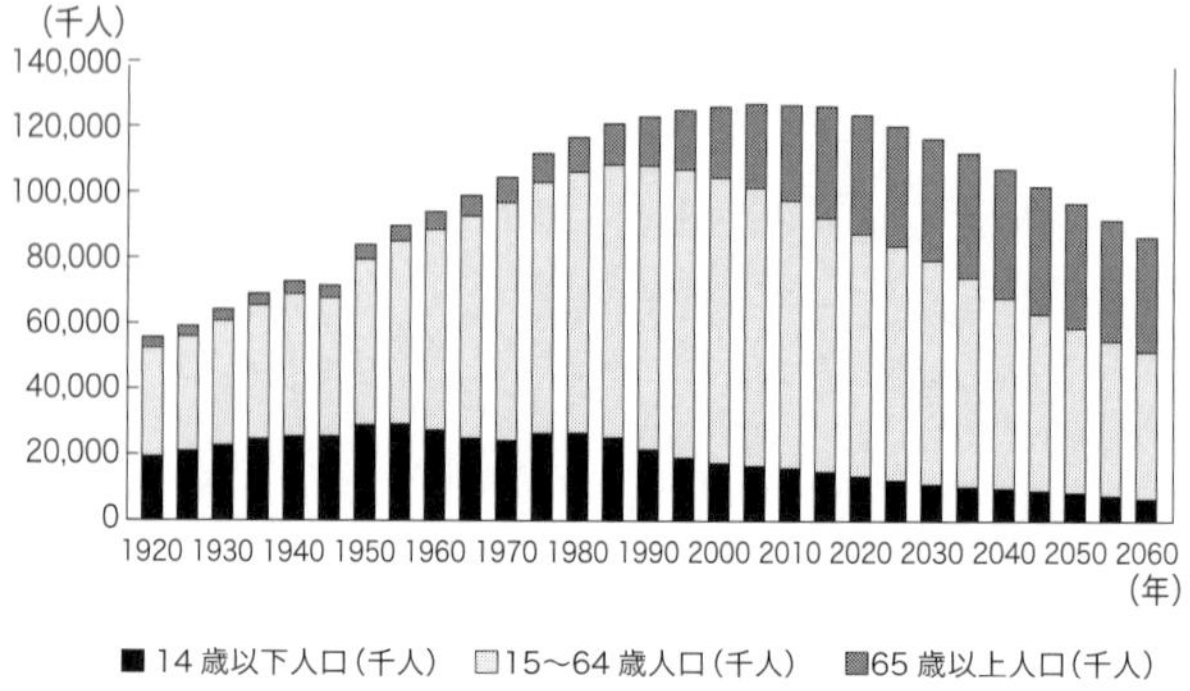

図表 10　少子高齢化“多死”社会の到来

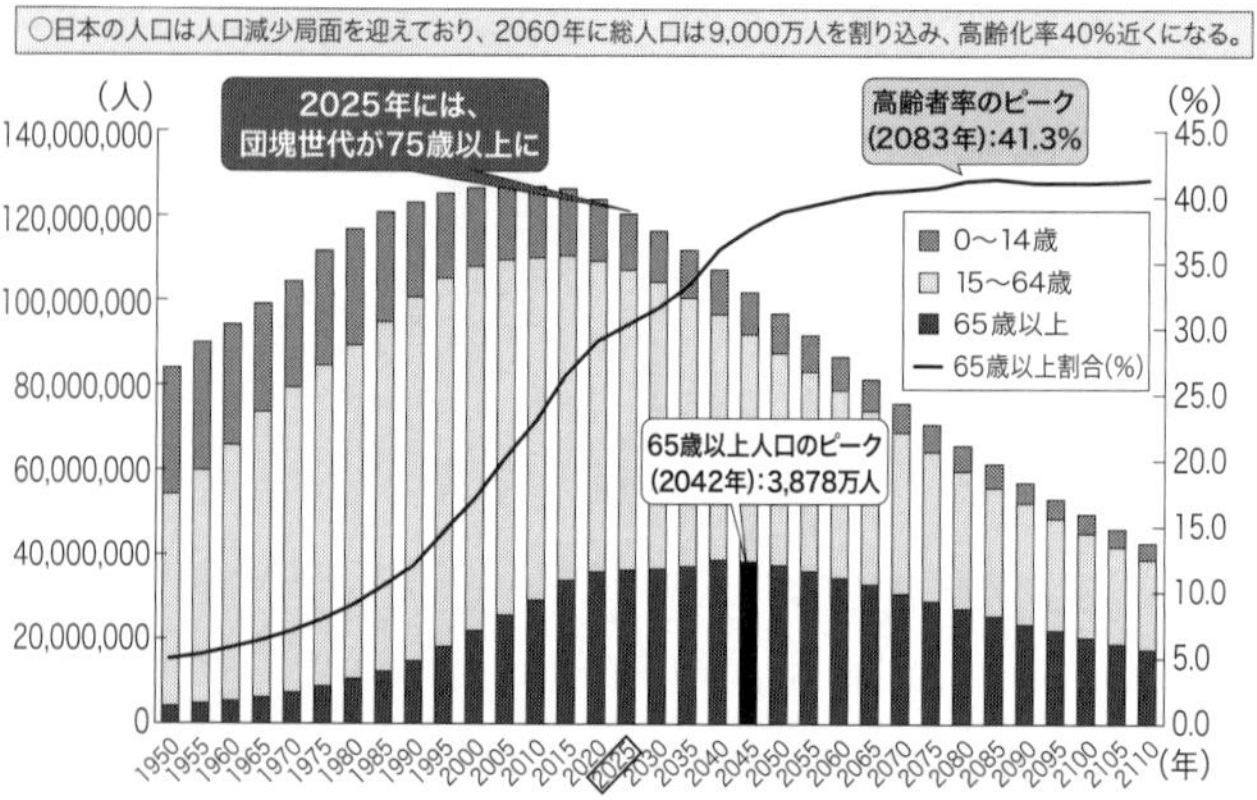

各年 10 月 1 日現在人口。平成 22（2010）年までは、総務省統計局『平成 22 年国勢調査による基準人口』（国籍・年齢「不詳人口」をあん分補整した人口）による。2015 年以降は国立社会保障・人口問題研究所「日本の将来推計人口（平成 24 年 1 月推計）」出生中位（死亡中位）推計」を基に日本看護協会にて作成

法律によると、社会保障制度改革は「自助、共助及び公助が最も適切に組み合わされるよう留意」しながら、「年金、医療及び介護においては、社会保険制度を基本とし」つつ、費用については「あらゆる世代が広く公平に分かち合う」べきものである。検討対象は公的年金制度、医療保険制度、介護保険制度、少子化対策、さらには生活保護制度の見直しにまで及ぶ。いわゆる新自由主義的な改革路線が医療の分野に敷かれたのである。実際の改革はこの法律成立直後にスタートした安倍晋三自民党長期政権下で進められることになる。

「人生の最終段階」という言葉を見てみると、法律の医療保険制度改革に触れた条文に登場する。改革の目標の一つとして、「医療の在り方については、個人の尊厳が重んぜられ、患者の意思がより尊重されるよう必要な見直しを行い、特に人生の最終段階を穏やかに過ごすことができる環境を整備すること」（第六条三）があげられたのである。

新自由主義的改革によるべきかどうかはともかく、少子高齢化・人口減少・財政悪化によって、いずれにせよ社会保障制度、ひいては医療と介護の見直しは不可避だろう。変化が避けられないとすれば、「人生の最終段階を穏やかに過ごすことができる環境」はどのように整えることができるのか。それを医療・ケアにおける「自助、共助及び公助」をもっとも適切に配置することで行おうというのが「社会保障制度改革推進法」だった。こうして、「終末期」という言葉は「人生の最終段階」に置き換えられ、決定プロセスの対象が医療だけではなく、ケアを含む形に拡張され、二〇一八年の「人生の最終段階における医療・ケアの決定プロセスに関するガイドライン」に受け継がれることになった。

●「人生の最終段階」をめぐるガイドライン

二〇一八年の厚労省「人生の最終段階における医療・ケアの決定プロセスに関するガイドライン」は、対象が拡大されたとはいっても、基本的には二〇〇七年のガイドラインの考え方を受け継いでいる。

二〇〇七年「終末期医療の決定プロセスに関するガイドライン」は終末期における「治療の開始・不開始及び中止等の医療のあり方」を対象としていた。消極的安楽死、治療停止、さらに日本では尊厳死と呼ばれてきた問題である。そこでは、患者本人の意思を尊重し、主治医一人ではなく医療チームによって医療のあり方を決定することが原則として確認されていた。もし本人の意思が確認できない場合は、家族が参加する。さらに患者本人、家族、医療チームという関係者全員が合意できない場合には、第三者の委員会に助言を仰ぎ、方針を決定する（第九章図表7参照）。この枠組みは前年の射水市民病院事件で指摘された問題点を踏まえたものだった。

二〇一八年の「ガイドライン」でも決定プロセスの枠組みは同じである。ガイドラインは「人生の最終段階を迎えた本人・家族等と医師をはじめとする医療・介護従事者が、最善の医療・ケアを作り上げるプロセスを示す」もので、対象が病院における終末期医療だけではなく、介護にも拡張されている。しかし、決定プロセスに参加するのは、患者、家族、医療・介護チーム、そして第三者委員会である。

そうした枠組みのなかで強調されるのは、相互の「話し合い」の重要性である。その点は二〇〇七年でもすでにいわれていた。だが、新たなガイドラインでは、そうした話し合いに「ＡＣＰ（アドバンス・ケア・プランニング）」という名が与えられ、強調されている。ＡＣＰは「近年、諸外国で普及しつつある」考え方で、「人生の最終段階の医療・ケアについて、本人が家族等や医療・ケアチームと事前に繰り返し話し合うプロセス」を指すという。

そのＡＣＰを繰り返し行うこと、それを新しいガイドラインは推奨している。そうして繰り返される話し合いによって患者にとって最良の医療・ケアの選択がなされるのが理想であり、そのプロセスはＳＤＭ（シェアド・ディシジョン・メイキング、共同意思決定）といわれたりもしている。

ACP（アドバンス・ケア・プランニング）と「病院完結型」から「地域完結型」への医療転換

ACP（アドバンス・ケア・プランニング）というアルファベットは少し前から関連する学会などでも取り上げられるようになっていた。しかし、一般にはなじみがないものだろう。それを厚労省は強力に推進し始める。たとえば、新たなガイドラインが出された二〇一八年には、ACPを算定要件とする診療報酬の改定を行い、医療者側にインセンティブがつけられた。医療や介護の専門家を対象とする研修会なども多数開催されている。こうして専門家の間にはそれなりにACPは浸透してきた。

厚労省が普及を図るACPはどのような政策的意味をもつのだろうか。

二〇一三年の社会保障制度改革国民会議報告書は社会保障制度改革の流れのなかで「人生の最終段階における医療の在り方について、国民的な合意を形成していくことが重要」だと述べていた。そこで示されたのが、「病院完結型」の医療から「地域完結型」の医療への転換、地域包括ケアシステムの構築という方針だった。「高齢者が病院外で診療や介護を受けることができる体制を整備していく必要がある」。

この方針のもと、病院・病床機能の役割分担は見直しが図られる。目標は療養型病床の全廃である。そのためには順次、病院から地域・家庭へ、病床対応から介護施設・居住系サービス・在宅サービスへと移行していく必要がある。最終的には、施設から地域へ、医療から介護へという転換を達成することが目標である。

そうして従来の病院・病床の整理統合は進められることになった。それぞれの施設基準の人員配置数（たとえば患者に対して必要とされる医師の数）は病床対応を減らせば、大幅に経費を削減することは可能である。

こうした方向はすでに二〇〇五年末に当時の自民党と公明党の政府・与党が取りまとめた「医療制度改革大綱」あたりから明確になっていた。象徴的なのは療養病床数の変化である。二〇〇六年には全国で十二万床を超えていたものが、一〇年後には約半分までに減少した。二〇一四年四月の診療報酬の改定によって、事実上三カ月を超える長期入院も不可能となった。厚労省は、二〇二四年三月末までに療養型病床を全廃し、地域完結型への完全移行を目指している。第二章末尾でコロナ禍との関係で触れた、「まだ病床の統合再編が行われている地域が少なかった」ことが幸いだったという日本医師会会長の言葉は、こうした二〇〇〇年代半ば以降の政策の流れのなかで出てきたのである。

新たなガイドラインで強調されたＡＣＰも、日本における近年の医療と介護をめぐる全体的な流れと無縁ではない。ACPによって「地域完結型」の「人生の最終段階を穏やかに過ごすことができる環境」について、人々の理解と受容は進むはずである。日本では病院で亡くなる人が一九七六年から自宅で亡くなる人を上回り、現在でも八割近くが病院で亡くなっている。しかし二〇一九年の年間死亡者数が一三七万六千人といった多死の時代のなかで、死がすべて病院内で起こることなど考えられないし、病院が「人生の最終段階を穏やかに過ごすことができる環境」だと捉える人は少ないはずだ。現在ともに一割前後の施設での死や自宅での死は増えざるを得ないし、増やさなければならない。こうして「病院完結型」からの転換が進み、医療・介護費削減がもたらされるはずである。医療、介護の制度的転換の促進のために、ACPを普及させるべきだとなるのも当然だろう。

ACP、愛称「人生会議」

しかし、二〇一八年三月に厚労省の「人生の最終段階における医療の普及・啓発の在り方に関する検討会」が発表した意識調査では、一般国民でACPをよく知っている人は三・三%、知らない七五・五%、よく知らない一九・二%であった。そもそも人生の最終段階についての話し合いについて、詳しく話し合っている人は二・七%にすぎない。一応話し合っているが三六・八％、話し合ったことはないは五五・一％という結果だった。そんな話し合いなどしたことがなければ、ＡＣＰなど知らなくとも不思議ではない。

こうした調査結果を受けて、厚労省はＡＣＰの普及、啓発のために愛称を募集する。愛称は二〇一八年一一月に発表された。一六七三件の応募の中から選ばれたのは看護師の人が提案した「人生会議」という名称だった。会議の議題となる人生とはどのようなものなのだろうか。

その後「人生会議」は皮肉な事態によって社会的な認知度を上げることになる。一年後に厚労省が発表したポスターが批判を受け、すぐに発送中止となったからである。

ポスターには、関西出身の有名なお笑いタレントが病衣を着て、病床で酸素吸入チューブをつけ、絶命直前に焦っているかのような顔をして写っていた。ポスターには患者の内心の言葉らしきものが並んでいる。

「まてまてまて／俺の人生ここで終わり？／大事なこと何にも伝えてなかったわ／それとおとん、俺が意識ないと思って／隣のベッドの人にずっと喋りかけてたけど／全然笑ってないやん／声は聞こえてるねん。／はっず！／病院で／おとんの／すべった話／聞くなら／家で嫁と／子どもと／ゆっくりしときたかったわ／ほんまええ加減にしいや／あーあ、もっと早く／言うといたら良かった！／こうなる前に、みんな」

この言葉に続いてやや大きく「『人生会議』しとこ」、「命の危機が迫った時、想いは正しく伝わらない」と書かれていた。大げさな表情で演技していたタレントは前年の愛称選定会議の委員でもあった人だった。ユーモラスといえばいえるかもしれない。インパクトあるポスターだったことは間違いない。

これが公表されるや患者団体などから抗議が殺到し、すぐに配布中止となってしまった。ポスターとそれに対する抗議については、人によって受け止め方はさまざまだろう。何もそれほど目くじらを立てなくてもと思う人もいたはずだ。配布中止にするほどではないと思った人も多かったかもしれない。

ここでこのポスターの件を取り上げたのは、そこに厚労省の推進しようとしているACPの特徴がよく表れているからである。

ポスターは厚労省が「人生会議の日」に選定した一一月三〇日に合わせて、その直前に発表された。なぜその日が「人生会議の日」に選ばれたかというと、「いい看取り、いい看取られ」の語呂合わせだという。

問題のポスターでは「人生会議」は「『もしものときの』のための話し合い」と言い換

えられている。先に引いたように、ＡＣＰは「人生の最終段階の医療・ケアについて、本人が家族等や医療・ケアチームと事前に繰り返し話し合うプロセス」と定義されており、話し合いの焦点はより個別的な「人生の最終段階の医療・ケア」の選択に置かれている。「人生の最終段階を穏やかに過ごすことができる環境」についてじっくり考えるといったようなことは後景に退き、霞んでいる。

たしかに、最期まできちんと生きるためには、どういう形で死を迎えたいと思っているのか、家族や医療者、介護者とよく話し合っておくことは必要だろう。「人生会議」のポスターではないが、そうした話し合いをしておかなければ、後悔することも多いかもしれない。少なくとも、終末期、それも死の直前における医療についてどうしたいのか本人に聞けなくなれば、周りが困るのは確かである。特に少なくとも「治療の開始・不開始及び中止等の医療のあり方」については本人の希望は明示しておいてもらいたいと思うのは当然かもしれない。それが「『もしものときの』のための話し合い」ということの意味である。ＡＣＰの話し合いは何といっても終末期、それも死の直前における医療選択の話なのである。

しかし、厚労省がお手本にしたという諸外国の例と比べると、そうした限定はむしろ例外的に見える。

ACPの概念はイギリスをはじめ、アメリカ、カナダ、オーストラリアなどの英語圏から、現在では韓国や台湾などアジアでも法的裏づけをもって広まりつつある。先頭を切ったイギリスの国民保健サービスが出しているパンフレットはACPを「あなたとあなたをケアする人々、たとえばあなたの看護師、医師、ケアホームマネージャーまたは家族との間の話し合いのプロセスです」と説明し、「この話し合いの中で、あなたは将来のケアについての見解、好み、希望を表明することをしてもかまいません」と述べている。

このイギリスのパンフレットも終末期医療プログラムの一環ではある。しかし、話し合いの対象は必ずしも「人生の最終段階の医療・ケア」に限定されているわけではない。同じことは他の英語圏の場合についてもいえる。力点はもっと一般的に生活や人生について話をしてみるというところにある。それと比べると日本の理解はきわめて狭い。

「人生会議」は何を話し合うのか？

「人生会議」の出発点は、これまで見てきたように、二〇〇七年の「終末期医療の決定プロセスに関するガイドライン」にある。そのガイドラインは射水市民病院事件を受けて作られた。そこでは終末期医療における治療の中止、あるいは不開始が焦点だった。

医療方針を決定するための原則は患者本人の意向にある。医療は本来患者のためにあるのだから、当然の話だろう。それはすでに一九九五年に横浜地裁が出した東海大学安楽死事件判決の「判決理由の要旨」によっても、法的に許容される「治療中止の要件」として確認されていた。

本人の意向はどのように確認できるのか。その場で本人に尋ねればよいのかもしれない。しかし、実際の今はの際では、「人生会議」ポスターにあったような内語のようなことさえできなくなっている場合も多いはずだ。こうして、終末期医療について自分の意思を述べた文書を作っておこうということになった。日本尊厳死協会が普及に努めてきた「尊厳死の宣言書」はその一例だ。本人に直接聞けなくなっても、文書があれば、それによって方針が決められる。

そういういざという時に備える文書は事前指示書（アドバンス・ディレクティブ）と呼ばれる。文書にはリビングウィルのように医療についての直接的な指示を述べるタイプと、自分が意思表示できなくなった場合に代わりに治療方針を決めてくれる人を指名しておくタイプがある。アメリカでは、第八章で触れた一九七六年成立のカリフォルニア州自然死法以降、七〇年代後半から八〇年代前半にかけて、州法や判例によって、その二つのタイプのいずれか、あるいは両方を認める形で法制化が進み、一九八五年に統一州法委員会が

「統一末期患者権利法」を採択して、議論は一応の決着を見る。

しかし、それで問題はなくなったかといえば、そうはいかなかった。そもそもそうした法律を作っても、文書をもっている人はさほど多くならないのである。そのため、まずはもっと文書を普及させようという話になる。

近年、日本でも事前指示書を住民に積極的に配布するような地方自治体が出てきている。二〇一七年には、京都市が「事前指示書」をリーフレット「終活～人生の終末期に向けての備え～」とともに窓口で配布することにしたところ、終末期患者への圧力なのではないかといった配布中止を求める声が出てきて話題を呼んだ。しかし、その後も「終活」ブームは続いている。各種の「エンディングノート」が書店には並び、住民の「意識向上」を目指して文書配布や講座の「住民サービス」をしている自治体も少なくない。

公立福生病院透析中止事件

ただし、文書を普及させ、多くの人が文書をもつようになれば、困ることはなくなるかといえば、それほど問題は単純ではない。

二〇一九年三月七日の『毎日新聞』は「医師が「死」の選択提示　透析中止、患者死亡東京の公立」という記事を掲載した。記事は、東京都福生市にある公立福生病院で腎臓病の女性患者が人工透析治療の中止によって亡くなっていたことを受けて、前日に東京都が立ち入り検査したことを報じていた。

公立福生病院で前年の八月九日に腎透析治療を受けていた四四歳の女性患者が診察時に担当の外科医から透析を止める選択肢を提示され、止めれば二～三週間で亡くなることも聞いたうえで、透析中止を希望した。外科医は夫も呼び、看護師同席のもと、本人の意思を再確認し、病院の透析離脱承諾書に署名を求め、透析を中止することにした。その後、同月一四日に患者は息が苦しいということで病院に入院となった。翌一五日に、患者はこんなに苦しいのなら、透析を再開したいという希望を看護師に何度か口にし、夫にも連絡していたようだ。しかし透析は再開されることなく、患者は一六日に亡くなった。

記事は、外科医の言葉として、透析中止は患者が正常な時の固い意思に従ったものだが、中止しなければまだ四年は生きられたはずだったことも伝えている。透析治療は場合によっては「無益で偏った延命処置」となり、患者を苦しめる場合もあるというのが、その外科医の考えのようだ。

当初、報道の前日に東京都福祉保健局が立ち入り検査をしたのは、他の事例も含め、病院の対応には日本透析医学会ガイドラインからの逸脱がある疑いがあったためだとされていた。二〇一四年に発表された学会ガイドライン（「維持血液透析の開始と継続に関する意思決定プロセスについての提言」）は維持血液透析（腎透析）見合わせを検討する状況としては、「患者の全身状況が極めて不良」で「患者自身の意思が明示されている場合」か「家族が患者の意思を推定できる場合」をあげている。しかし、公立福生病院の事例はその条件を逸脱していたのではないかというのである。しかも、日本透析医学会のガイドラインでは「見合わせた維持血液透析は、状況に応じて開始または再開される」となっているにもかかわらず、問題の事例では、再開可能であることも患者には説明されていなかったとされる。

公立福生病院では、それ以外にも、腎センターが開設された七年間で透析中止で亡くなった患者が七名、最初から透析を行わずに亡くなった患者が二〇名以上にのぼることも明らかとなる。毎日新聞のスクープ記事には、ガイドラインが「（患者の）自殺を誘導している。医師の倫理に反し、医療とは無関係な行為だ」と批判する日本透析医学会とは別組織の日本透析医会の理事の言葉も紹介されていた。

しかし公立福生病院は、報道のほぼ一カ月後に、報道のような逸脱はなく、東京都の指導は診療記録の不備についてはあったものの、患者への説明や患者との意思疎通についてはいっさいなかったという院長名のコメントを発表する。問題の事例では患者に透析を継続するためには新たな手術が必要であったが、それを患者は明らかに拒否していた。それに、亡くなる直前には、病状の悪化によって、透析を再開できる状態にはなかった。病状が重くなるにつれてパニック状態となった患者が透析の再開を望むような言葉を発したことは事実ではあるものの、看護師が落ち着かせるとそうした発言はなくなったという。病院側は、医師が積極的に透析の見合わせの選択肢を示したり、患者の再開の求めにも応じなかったといったことも「当然ながらございませんでした」と述べ、スクープ記事の内容をほぼすべて否定した。

さらに、病院から調査依頼を受けていた日本透析医学会が五月三一日付で、事例には問題はなかったというステートメントを出す。報道された学会ガイドラインからの逸脱に関しては、「本症例が」ガイドラインが対象とする「終末期の症例とは判断できない」ことから議論しないこととしたという。そのうえで、問題の事例の場合、悪化する病状を考えると「血液透析を継続することは臨床的に困難とも推測され」、患者自ら表明していた血液透析終了の意思については「その意思が尊重されてよい事案であると判断」したとされた。

こうした病院のコメントや日本透析医学会のステートメントを見ると、スクープはまったくの勇み足に思われてくる。しかしクレームをつけていなかったとされた遺族、亡くなった女性の夫と次男は一〇月一七日に、公立福生病院に慰謝料を求める裁判を東京地裁に起こした。透析再開の意思を示したにもかかわらず、再開されず女性が亡くなったというのがその理由だった。訴状によれば、病院側の説明は事実に反している。医師が積極的に選択肢として示さなければ透析見合わせに同意しなかったはずだし、病院は患者の再開の求めに応じてくれなかったというのである。

たしかに問題の事例についてはいろいろと疑問は出てくる。患者側から自発的に透析の見合わせを申し出たりできるものなのか。激しい痛みで透析再開を求めたのを単なるパニックとして退けて良いものなのか。また、透析医学会ステートメントがいうように、問題の事例が「終末期の症例」といえないとすれば、腎透析見合わせを検討する状況として学会のガイドラインがあげていた「患者の全身状況が極めて不良」で「患者自身の意思が明示されている場合」か「家族が患者の意思を推定できる場合」という条件と本事例との関係はどのようになるのだろうか。疑問は尽きない。

精神状態がまともな時に意思を示したとされる文書があっても、すんなり問題が解決されるとは限らない。そもそも本人の本当の意思とは何か、簡単に決められるとは思えない。

「われわれの存在についても、事物の存在についても恒常的なものは一つとしてない。そして、われわれも、われわれの判断も、あらゆる死すべきものも絶えず流れ去り、変化する。かくて何者についても一つとして確実なものは打ち立てられえない。判断するものも、判断されるものも不断の変化と動揺のうちにあるのだから」

こう述べたのは一六世紀フランスの思想家モンテーニュである。人の考えは変わる。原理的に自分では経験できない死についてどうするのかといった話であればなおさらである。事前指示書については、法的拘束力をもたせても、文書がどれほど当てになるか、怪しいと思われる場合は「当然ながら」出てくるのである。たった一枚の紙きれでは、肝心な時に頼れるとは限らない。

そこで、事前指示書の配布とともに、ＡＣＰの啓発、普及も図られることになった。文書は残せるものなら残しておいた方がいい。しかしそれだけでは頼りにならない。普段から自分の人生について考え、その生き方、価値観が周りの人たちにも分かるように話し合っておく方がいざという時に役に立つ。話し合いは特定の「治療の開始・不開始及び中止等の医療のあり方」というよりも、もっと一般的に生き方に関するものの方が望ましい。具体的な個別的状況は一般化しにくいからだ。必要なのはその人の人生観・価値観といったものを理解することである。そうしたより広い視野から「人生の最終段階の医療・ケアについて、本人が家族等や医療・ケアチームと事前に繰り返し話し合うプロセス」がいくつかの国で普及してきたのが元々のＡＣＰの考え方である。それに比べると、日本のＡＣＰ、「人生会議」ではもっぱら終末期の医療やケアの特定の手段の選択だけが話題とされるように見える。しかも、人生の最終段階における治療選択の対象は狭義の終末期から終末期ではない場合へと拡張されている。

終末期ではない場合の透析見合わせ

日本透析医学会は公立福生病院事件で取り上げられた二〇一四年ガイドラインの改訂版、「透析の開始と継続に関する意思決定プロセスについての提言」を二〇二〇年に発表した。二〇一四年ガイドラインは終末期の症例だけを念頭においていた。これに対して、新たな「提言」は、福生の事例を受けて、「腹膜透析患者および末期腎不全と急性腎障害の血液透析導入期患者も対象に含めて、より良い医療とケアを提供することを目指して改訂を行った」ものだという。「提言」は、医療チームが患者の意思決定の尊重を基本とし、患者と共同意思決定が行えるように情報を提供し、ＡＣＰを繰り返すことを推奨している。

この「提言」はまず「透析の開始と継続」について、「透析の見合わせについて検討する状態」という表がついており、その表に該当する場合は「医療チームによる人生の最終段階における透析見合わせの提案」を行うようにと述べている。その表は二〇一四年のものをそのまま引き継いでいる。あてはまる場合としては、透析が安全に実施できなかったり、命の危険性があったりする場合、それに「患者の全身状況が極めて不良」で「患者自身の意思が明示されている場合」か「家族が患者の意思を推定できる場合」があげられている。

この「提言」で新たに加わったのは、「人生の最終段階ではないと診断した場合」に本人（本人が意思決定能力をもたない場合には家族）が透析見合わせの意思を示しているときの対応である。そういう場合は「透析によらない末期腎不全」と診断し、見合わせに関係者全員の合意が得られれば、「保存的腎臓療法」を行う。この「保存的腎臓療法」とは透析をしない末期腎不全患者に対する医療とケア、つまりは緩和ケアを指す。

こうして「提言」は、末期腎不全の患者には腎移植、腹膜透析と血液透析、それに保存的腎臓療法という緩和ケアの四種類の選択肢があると述べ、日本でも「諸外国のように」患者にはその四つの選択肢を示すべきだとしている。「患者には知る権利があり、医療チームはすべての情報を提供しなければならず、患者の病状や理解度を総合的に判断し、その時期、方法、程度、内容については適切に説明することが求められている」と「提言」

は「おわりに」で述べている。本人の意思があれば、末期状態でなくとも、救命につながる治療を拒否できるというのである。これは本人の意思や知る権利を理由に、「諸外国のように」といえばすむ話なのだろうか。

●宗教的理由による輸血拒否と透析拒否

第八章で見たように、一九七六年のクインラン事件州最高裁判決によって、プライバシーの権利、自己決定権を根拠に患者には死が早まることが分かっていても、治療停止を求める権利があることが認められた。その事件は世界中で大きな話題となり、アメリカでは「死ぬ権利」を求めた初の裁判として報道された。しかし、患者の治療の拒否権をめぐっては、クインラン事件に先行するいくつかの裁判がアメリカでは起こっていた。一九六〇年代末からいくつかの州で起きた宗教的理由による輸血拒否の裁判がそれにあたる。そうした裁判では、大まかにいえば、成人の患者については輸血を拒否すれば命が失われると思われる場合でもその人の宗教的信念に基づいて治療を拒否できることが認められるようになっていた。クインラン事件はそうした宗教的理由による治療拒否事件を受けたものだった。

そうした宗教的理由による輸血拒否をめぐる裁判は日本でもいくつか起きている。東京大学医科学研究所附属病院で起きた事件については、二〇〇〇年に最高裁の判決が出された。エホバの証人の信者の女性患者がガンの手術を受けたが、絶対にしないはずだと思っていた輸血が行われていたことが退院後に分かり、訴えが起こされた。最高裁は、宗教的信念による輸血拒否は「人格権の一内容として尊重されなければならない」にもかかわらず、医師側が救命に必要な場合は輸血がありうることをきちんと説明しないで輸血したのは、患者の人格権の侵害であり、その精神的苦痛に対する損害賠償の責任が医師側にはあると判断した。この最高裁判決を受けて、当時の厚生省は輸血は本人の同意をとらなければ実施してはならないという通達を出している。

こうして、本人の意思に基づけば、救命可能な医療処置でも実施できない場合があるということが日本でも広く知られることになったといえる。日本でも宗教的理由による輸血拒否の考え方の影響は大きいのである。

日本では積極的に無輸血をうたう病院なども出てくるようになっている。しかし、救命に必要な輸血をしないことには否定的な病院も多い。医療が基本的には患者の命を救うものであるはずなのだから、当然の話ともいえる。そのため、少なくとも成人患者で病状が急を要しない場合には、患者に転院を求めるという方針を掲げている病院も多い。関連する学会が作った「宗教的輸血拒否に関する合同委員会」が二〇〇八年に出した「宗教的輸血拒否に関するガイドライン」に従った方針である。

病院がその「宗教的輸血拒否に関するガイドライン」に従う方針を是としているとすれば、日本透析医学会の「二〇二〇年透析の開始と継続に関する意思決定プロセスについての提言」を受け入れることはできるのだろうか。一方では命を救える治療があるのに、それを受け入れない人には転院を求めながら、他方では本人が望んでいるから、治療をせずに緩和ケアに専念するというのは端的な矛盾に見える。宗教的理由による輸血拒否には時に感情的とも見える反発を示すのに、透析見合わせの意思には従うのは、透析が治療とはいってもとてももつらい対症療法で果てしなく継続しなければならないからなのだろうか。その理由は選択肢を提示する医療者側が明らかにすべきように思われる。

「人生会議」が開くもの

日本版ACP「人生会議」では、もっぱら終末期や命に直接かかわる個別的、具体的な医療の選択が話し合われる。たしかに、「もしものとき」のことは考えておくに越したことはない。若ければともかく、人生の最終段階が現実に近づいている身となれば、なおさらである。場合によっては医療や介護の専門家も含め、周りの人たちとよく話をしておいたほうがいい。残念ながら、ここには後の祭りはないからである。

「死はわれわれにとってなにものでもない。われわれが存在するときには死は存在せず、死が現に存在するときにはわれわれは存在しないからである」

これは古代の哲学者エピクロスの有名な言葉である。哲学では死の経験不可能性ともっともらしくいったりするが、私たちは現実の死を経験することはできないという当たり前の話である。死後の世界があるのかどうか、ともかく死んだら、私はいなくなる。だとすれば、死んで困るのは私ではなく、周りの人でしかないともいえる。死んで花実が咲くものか、後は野となれ山となれ、というのはいかにも無責任ではある。しかし、どういうように死ぬのかという問題のかなりの部分は当人ではなく、周囲の問題であるというべきだ。「人生会議」も周囲の家族や医療・ケアチームに酷な判断をさせないようにという意味合いを含んでいる。コロナ禍で出てきた「譲るカード」と同じような発想が、そこにはある。

いわゆる終末期に限らず、人生の最終段階には「無意味」とされる延命治療やケアは数多く存在している。透析だけではなく、経管栄養、昇圧剤、輸血、血漿《けっしょう》交換、胃瘻《いろう》などである。「社会の最下層の方々で身寄りのない方の末期医療」の現場で胃瘻患者を見てエイリアンを思い出したという当時の自民党幹事長の言葉が大きな批判を呼んだのは二〇一二年である。しかしそうした発言を誘い出すような動きはそれ以前からあった。

胃瘻造設件数は二〇〇八年の年間一〇万件から二〇一四年には六万件に激減する。その年の長期入院をできないようにした診療報酬の改定によって、胃瘻も診療報酬が引き下げられただけではなく、病院で実施できる件数に厳しく制限されることになった。そこに社会保障制度の見直し、医療や介護の分野においても経費節減を徹底しようという意思が働いていることは明らかである。場合によっては有用で必要なものにも見えるACPの現状にはそうした背景があることも考えておくべきだろう。

二〇一六年の年末に話題になった「私は安楽死で逝きたい」という有名な脚本家の文章には「いま病院は、認知症の人をいつまでも預かってくれません。悪い言い方をすれば、病院から追い出してしまう。追い出すくらいなら、希望する人は死なせてあげたらいいではないですか」という言い方が出てくる。「人生会議」には経済的な背景とともに安楽死の問題をひらく側面があることには注意すべきなのである。

第一一章

あなたは、「脳死」は人の死だと思いますか？

――「遅れた日本」と臓器移植法成立の意味

●脳死をめぐる日本での議論

射水市民病院での事件を扱った本のなかで、中島みちさんは、その事件以降に目立つようになった尊厳死の法制化運動が、二〇年以上も前の脳死臓器移植推進のキャンペーンを思い出させると語っている。

実際、日本尊厳死協会東海支部の『私が決める尊厳死』には、「かつて脳死の判断条件に多くの試案が出され、種々議論の末に、多くの意見を取り入れて、厳しい条件の下で脳死を法的に容認するに至った経緯に準じたい」という尊厳死協会理事長の言葉が寄せられている。

日本では、脳死臓器移植の問題は、さまざまなキャンペーンも含め、もっとも活発に議論が交わされてきた。世界的に見ても、日本ほど脳死臓器移植の問題に大きな精力を傾けてきたところはないだろう。

カナダの医療人類学者、マーガレット・ロックの『脳死と臓器移植の医療人類学』（みすず書房）という本が翻訳されている。この浩瀚《こうかん》な著作は北米での死生観との対比を通して日本の議論の文化的背景を明らかにし、その特殊性を人類学的に解明したものだ。

しかし、その本を見ると、脳死臓器移植をめぐる日本での議論が文化的な特殊性を超えて、人間の生と死について内省を促す普遍性をもちうるものであることもまたよくわかる。さまざまな観点から、長年にわたって戦わされてきた議論の蓄積は広く、深い。そこで展開されてきた反省には、特殊日本的として片付けられない内容が含まれている。

現在の日本では、脳死臓器移植の問題について、かつてほど激しい議論は目立たなくなっている。特に、一九九七年に公布された「臓器の移植に関する法律」、いわゆる臓器移植法が二〇〇九年に改定され、脳死状態での臓器提供が一五歳未満でも可能になってからは、そうである。

哲学者の山口裕之さんは『人をつなぐ対話の技術』（日本実業出版社）というとてもおもしろい本のなかで、生命倫理の問題を例にとりながら、「倫理は、感情から始まって法律で終わる、と言ってよい」と喝破している。法律が作られ、合法的な手順が定まれば、「倫理学的な問いをめぐって熱い論争が展開されることは、もはやない」というのである。至言だと思う。しかし、立法化は熱い対立を生んできた争点が多大な精力を傾けてきた議論によって解決されたためとはいえないことも多い。むしろ、脳死臓器移植をめぐっては、決着がつかない問題をめぐる論争疲れの気味が強い。そして、おそらくは長い論争と立法化によって生み出されてきたある種の慣れに問題はある。

ここでは脳死臓器移植の基本的な問題点を確認することから始めて、その慣れの問題を考えることにしよう。私たちは何に慣れてしまったのだろう。

「臓器移植」と「脳死」が結びつけられるまで

一般に「脳死臓器移植」といういい方がよくされてきた。しかし、脳死と臓器移植は最初からひとつに結びついていたわけではない。両者は、本来、別の事柄だ。それがどうして「脳死臓器移植」とひとまとめにいわれるようになったのか。その次第を臓器移植の歴史を振り返りながら、確認しておこう。

医療で問題となる移植とは、自分の身体の一部や他の人間や動物の組織や臓器を摘出して植えつけることを指す。悪くなった身体の一部を正常な部分に置き換えてやろうというのである。この発想は非常に古くからある。すでに紀元前六世紀のインドには、自分の皮膚を移植する自家移植の記録があるという。

しかし、臓器の移植となると、二〇世紀を待たなければならない。一九〇二年まで、血管を縫い合わせる技術がなかったからだ。臓器移植の実験が本格的に開始されるのは、血管縫合術の登場以降になる。そして、一九三〇年代には、人間の間での腎臓移植も行われている。しかし、この実験は、今から見るとかなり無茶な話だ。

移植は、他の生体の組織や臓器といった異物を身体に入れることを意味する。そのため、自家移植や一卵性双生児間の移植を除けば、拒絶反応が避けられない。

わたしたちが生きているのは、免疫系の働きによって異物を異物として認識し、それを排除する働きがあるためである。この働きが損なわれると、人間は細菌にたちまちやられてしまう。

それに対して、臓器移植は人間が生きていくために不可欠な免疫系の働きを抑え込むことで成り立つもので、いってみれば、原理的に、きわめて不自然なのである。臓器移植にともなう医学的問題の多くは、その不自然さに由来する。臓器移植の実験が開始されたのはそうした免疫系のことがわかる前のことであり、うまくいかないのは当然だった。

臓器移植でかろうじて成功とされる例が出てくるのは、一九五六年のことになる。腎臓移植が一卵性双生児の間で行われたのである。実施したのは、ハーバード大学のジョゼフ・マレーのチームだった。

マレーは第二次大戦直後から心停止後の人からの腎臓を移植する死体腎移植を開始して

いたが、満足な成果はあがっていなかった。失敗のおもな理由は、移植に時間がかかりすぎて臓器の鮮度が落ちてしまうこと、それに移植後の激しい拒絶反応にあった。一卵性双生児間での移植は、その鮮度と拒絶反応の問題をともにクリアできる可能性をもつ。一卵性双生児なら、拒絶反応は起こらないし、生体間の移植なので生きた腎臓を取り出せるからだ。

もちろん、マレーはさらに移植の対象を広げようと考えていた。問題となるのは、臓器移植後の激しい拒絶反応だった。そこで、一九六〇年代になると、薬によるコントロールが開始される。

移植の専門家などによると、現在では、副作用の問題の多くはかなりの程度コントロールでき、副作用がほとんど見られないような場合も出てきているという。しかし、当初使われたのはアザチオプリンという免疫抑制剤とステロイドホルモン剤で、いずれも強い副作用が起きるものだった。それでも、新たな薬剤の使用は臓器移植が医療として定着する可能性をひらくものだった。

こうして、アメリカなどでは、一九六〇年代初頭以降、腎移植の件数は増加していく。といっても、移植がもっとも盛んだったアメリカでも、たとえば一九六三年の段階で、死体腎移植については、一〇三例中、三カ月以上生存した患者は一〇%に満たなかった。拒絶反応と臓器の鮮度という問題は相変わらず残っていた。

心臓移植の登場

そうしたところに、一九六七年一二月、南アフリカで世界初の心臓移植が行われる。心臓移植はブームとなり、翌六八年には世界中で一〇〇件以上も実施される。そのなかには、札幌医科大学で行われた日本初の心臓移植、後に和田心臓移植事件と呼ばれるものも含まれている。

この心臓移植の一大ブームは、実際には、一年ほどで下火となる。多額の費用がかかるわりに、術後の成績が悪すぎたからだ。一〇〇件を超えた翌年の一九六九年には三〇件に激減し、さらにその翌年には心臓移植を実施する医療チームは全米で一つだけになってしまう。

心臓移植が広く定着するのは、新しい免疫抑制剤が普及する一九八〇年代末以降になる。しかし、一九六七年、それまでの腎移植に心臓移植が加わることで、臓器移植は一躍世間の注目を浴びることになった。

心臓移植の場合、心停止した後の心臓を取り出しても、いわば心筋梗塞にかかったのと同じことで、移植することはできない。移植が成り立つには、摘出時に心臓が動いている必要がある。しかし、心臓が動いていれば、人間は生きていることになる。だとすれば、心臓移植は生きている人から心臓を取り出すことになるわけで、当然のことながら、人間で実施することは無理である。腎臓のように二個あるうちの一個を移植するような生体間移植を別にすれば、「ドナー（臓器提供者）は死体」というのが臓器移植のルールだからだ。

最初の人間の心臓移植を行った南アフリカのクリスチアーン・バーナードは、それ以前に、ヒヒやチンパンジーの心臓を人間に移植することを試みている。しかし、いずれも失敗だった。

心臓移植については、大きさや機能の点から人間の心臓を移植するしかない。こうして、バーナードは人間の間での心臓移植に踏み切った。それは移植された心臓が直前まで動いていたことを意味する出来事だった。

南アフリカで実施された最初の心臓移植は、世界的に大きく報道された。しかし、死をめぐる問題はあまり意識されなかった。心臓移植はむしろ医学の進歩としてきわめて肯定的にとりあげられ、バーナードは一躍スターとなった。

南アフリカで行われた最初の移植の場合、心臓のドナーと移植を受ける患者（レシピエント）は同じ病院に入院していた。バーナードによれば、同じ病院の外科医をしていた弟などは心停止後の移植がうまくいかないことを心配し、動いている段階で心臓を摘出するように促したという。しかし、バーナードは心停止を待つ決断をし、心停止を確認するとただちに別室の患者に移植することにしたのである。

このように、世界初の心臓移植は、とりあえず、摘出時に動いていた心臓を移植したわけではないといえる。そうしたバーナードの慎重さが、死の判定をめぐる問題が大きくとりあげられなかった理由でもあるだろう。

ともかく、死をめぐる批判的な論評がほとんど出てこなかったこともあって、翌年にかけて世界的に心臓移植がブームとなった。しかし、一例目は、あくまでも例外である。その後、心臓移植は動いている心臓を摘出し、実施されていくことになる。

こうして、脳死という状態に注目が集まるようになる。脳死状態では、心臓は動き続けているからである。

脳死とはどういう状態か

脳死というのは、脳だけが死んで、身体のほかの部分は生きているというきわめて特殊な状態である。専門家は、生きた身体に死んだ脳、脈の触れる死体と呼んでいたという。

脳死は、交通事故で頭を強打するとか、頭に重いものが落ちてきたりして脳に直接大きなダメージがあったり、窒息や脳梗塞などで脳への酸素の補給が絶たれると起こる。そうなるのは、全死亡者のうち、約一％くらいで、その点でも、脳死は特殊だといえる。

「脳機能の不可逆的停止」というのが、脳死という言葉の定義である。脳死と診断された場合、脳全体の機能が失われていて、もう元には戻らないとされる。

この状態では、患者が自力で呼吸することは不可能である。自発呼吸は、脳の脳幹という部分がコントロールしているからだ。そのため、脳死状態には、呼吸を機械的に維持する人工呼吸器が必要となる。そこが、植物状態との根本的な違いである。

実際、脳死状態について本格的な医学的な記載が登場するのは、人工呼吸器が医療現場に普及する一九五〇年代末のことだった。

当初、この状態は「超昏睡」とか「不可逆的昏睡」と呼ばれ、主として脳神経医学者の研究対象だった。それは、必ずしも人間の個体の死として認識されていたわけではない。問題は、懸命に治療を続け、一見したところ身体は普通に見えるのに、昏睡状態が行きすぎてしまい、もう元に戻らない不思議な状態をどのように診断すればよいのかという点にあった。そこには、臓器移植との関係はまだ出ていなかった。

「脳死臓器移植」概念の登場

不可逆的昏睡がはっきりと臓器移植と結びつき、「脳死臓器移植」という概念が登場するのは、心臓移植の前年、一九六六年のことになる。

一九六六年、ロンドンで「医学の進歩における倫理、特に移植との関連で」という国際シンポジウムが開催された。参加したのは当時の欧米の代表的な移植医と法学者などで、移植をめぐるさまざまな問題点が検討されている。

シンポジウムでは、移植の成功率と移植臓器の鮮度との関係も議論になった。その際、ベルギーの移植医、アレクサンドルが立ち、問題解決の方策について発言した。自分の病院では、「まだ心停止していない段階で、頭部損傷の患者九名を使い、腎移植」をすでに実施してきたというのである。重症の頭部損傷患者の場合、(一) 瞳孔散大、(二) 無反射、(三) 自発呼吸停止、(四) 血圧低下、(五) 平坦脳波の五つの条件が満たされていれば、移植臓器のドナーとしてかまわないと判断していると、アレクサンドルは説明した。

先に触れたように、「ドナーは死体」というのが臓器移植のルールである。そのルールからすれば、アレクサンドルは、五つの条件を満たす患者は死体と見なせると提案したことになる。この提案に対して、ハーバード大学のマレーがすぐに「これらの基準はすばらしい」と発言し、賛意を表している。

しかし、一九六六年のシンポジウムでは、マレーのような意見はむしろ例外だった。たとえば、イギリスのある移植医は、提案された「基準は医学的に見れば説得的かもしれないが、伝統的な死の定義に従えば、実際には生きている臓器ドナーから腎臓を摘出していることになる。わたしは、もし患者の心臓が動いていれば、その患者を死体と見なすことはできないと思う」と発言している。

また、後に肝臓移植で有名になるアメリカのトーマス・スターツルも、シンポジウムで「そうした定義にわれわれが同意しても、いったいどんな効力があるというのだろうか」という懐疑的な感想を述べている。スターツルの自伝、『ゼロからの出発―わが臓器移植の軌跡―』（講談社）によれば、シンポジウムでベルギーからの報告を聞いたとき、「正直いって、わたしはぞっとした」という（ただし、スターツルは、その後、自分の心配が杞憂にすぎないと考えるようになり、脳死からの移植を実施していく）。

このように、このシンポジウムの記録を見ると、不可逆的昏睡と呼ばれる状態があらかじめ人の死として認識されていたわけではなかったことがよくわかる。不可逆的昏睡が脳死と呼ばれ、人の死とされるのは、このベルギーからの報告の後になる。

脳死は人の死という考え方で大きな役割を果たすことになるのは、一九六八年にハーバード大学が発表した「不可逆的昏睡の定義」という論文である。

そこには、脳死判定のハーバード基準と呼ばれるものが示されている。（一）外的刺激への無反応、（二）運動や呼吸の欠如、（三）無反射、それに（四）平坦脳波という四つの基準である。一九六六年のシンポジウムでの提案にただちに賛意を示したマレーは、この基準を作成した委員会に参加していた。ハーバード基準の出発点が、ベルギーのアレクサンドルが示した提案にあったことは明らかである。

論文を発表したハーバード大学の委員会は、不可逆的昏睡を判定するハーバード基準をもって「死の新たな判定基準」とすることを提案していた。ハーバード大学の委員会の報告自体には「脳死」という言葉は登場しない。しかし、委員会の正式名称は「脳死の定義を検討するためのハーバード大学医学部特別委員会」というものだった。

こうして、ハーバード大学という権威の出したこの提案以降、「脳死（brain death）」という言葉が「不可逆的昏睡」という言葉に代わって用いられ、それが人の新しい死の定義としての地位を獲得していくことになる。

●どの時点を死とするのか？

脳死臓器移植という概念の成立過程を振り返ってみると、脳死を人の死とする考え方が臓器移植とは独立した科学的事実として成立したものではないことがわかる。その点は、ハーバード基準を提案した委員会の委員長もはっきりと認めている。委員長の麻酔科医、ヘンリー・ビーチャーは、一九七〇年の講演で、次のように語っている。

「死の新しい定義には潜在的な救命能力がたしかにあります。というのはこの定義が認められれば、移植に不可欠な臓器が移植に適した状態で、これまで以上に獲得可能となり、今は死ぬしかない、数え切れないほどの生命が救われるからです。

どのレベルで死と呼ぶことにしたとしても、それは恣意的な決定です。心臓の死でしょうか。毛はまだ成長します。脳の死でしょうか。心臓はまだ動いています。必要なことは、脳がもはや機能しない不可逆的な状態を選ぶことです。脳は死んでいるけれども、他の臓器がまだ使えるというレベルを選ぶのがもっともよいのです。

死の新たな定義と呼んできたことで、わたしたちが明らかにしようとしてきたのはこの点なのです」

このビーチャーがいうように、どの時点をもって人間の死と呼ぶのかは、「恣意的」なところ、つまり、人間が任意に決められるところがある。

人間の生から死への移り行きは、ちょうど昼から夜への移り変わりのように、連続的に変わっていく。その連続的な変化のどこかに、死というはっきりした切れ目があるわけではない。よくいわれるように、死は一時点での出来事（イヴェント）ではなく、一定の時間の幅のある過程（プロセス）なのである。

もちろん、死亡診断書には死亡時刻が記入される。法律的には死は一時点での出来事として扱われる。しかし、それは「太陽の上縁が地平線（水平線）に隠れる時」を日没の時刻とするのと同じように、人間が決めたものにすぎない。そうした人間の定義とは独立に、死の時点が客観的に決まっているわけではない。その意味で、死の決定は恣意的である。

といっても、生物学的な事実を完全に無視できるということではない。生物学的事実を離れて、死を勝手に決めるとおかしなことになる。一九九九年に千葉県の成田市で起こった事件のように、ミイラ化が進行しているような状態でも生きているといい張ることは、できないわけではない。しかし、普通は、そんなことをすれば、犯罪行為に入れられてしまう。だから、生死の決定はまったく任意ということではない。

にもかかわらず、どの時点を死とするかは、生物学的科学的な事実だけではなく、人間社会の側の受け止め方や考え方が大きな役割を果たす。死の時点の決定には、誰もが死として納得できることが重要となる。ビーチャーはそうした納得という人間の考え方が効いてくる点を「恣意的」と呼び、「潜在的な救命能力」という基準を打ち出したのである。

「脳は死んでいるけれども、他の臓器がまだ使えるというレベルを選ぶのがもっともよ

図表11　脳死は妥当な死の判定法か

	日本	欧州
はい	39%	82%
いいえ	15%	8%
わからない・無回答	47%	11%

（小数点以下四捨五入。厚生労働省研究班病院意識調査から）
朝日新聞（2005年1月10日）朝刊

い」。なんといっても、他の人の命が救われるからだ。こうして、不可逆的昏睡は脳死と呼ばれ、人の死とされることとなった。

見えない死としての脳死

このように見てくると、日本で脳死が人の死か否かが議論され続けてきたのも不思議ではないだろう。なにをもって死と呼ぶのかという問題には「恣意的」な価値的選択が含まれており、賛否を一刀両断にできるような客観的基準はないからだ。

その上、脳死と呼ばれる状態は、中島みちさんが強調してきたように、『見えない死』（文藝春秋）であるために、決着をつけることはいっそう難しくなる。

二〇〇五年に、厚生労働省の研究班が臓器提供に関連する全国の医療スタッフを対象に「脳死は妥当な死の判定法か」と質問した結果が公表された。それによると、「脳死は妥当な死の判定法か」という質問に対して、日本の専門家は「はい」が三九％、「わからない・無回答」が四七％、「いいえ」が一五％で、欧州八カ国での調査では「はい」が八二％だったのと対照的な結果となったという（図表11　脳死は妥当な死の判定法か）。

さらに、臓器提供に関しては、「一般論では賛成」が六八％であるのに、自分の家族や自分がドナーとなることに賛成はそれぞれ四五％、三四％に下がっている。これも自分の子どもの臓器提供に賛成が四二％になる以外は、提供賛成がすべて八〇％を超えた欧州の場合とは大きな違いを見せたという。

この結果は、脳死下での臓器提供や腎臓移植にかかわる病院の医師や看護師、事務職などへの調査によるものだ。

『朝日新聞』（二〇〇五年一月一〇日）は、調査を実施した研究班の班長が「医療者の脳死の理解が予想よりもはるかに低かったのはショックだ。臓器提供の話を進めるには医療関係者への教育が必要だ」と語ったことを伝えている。普段、脳死とは無縁な一般の人たちが脳死が人の死であるかどうか、考え始めれば疑問を抱いても無理はない。

●―日本は遅れているのか？

一九九〇年、首相の公的諮問機関として「臨時脳死及び臓器移植調査会」が設置された。このいわゆる「脳死臨調」は、約二年間にわたる審議を経て、一九九二年に最終報告書を提出した。

その報告書は、脳死を「人の死」とすることについては「概ね社会的に受容され合意されているといってもよいものと思われる」と述べ、脳死者からの臓器摘出を認めている。しかし、報告書には、脳死を人の死としては認めない少数派の見解も併記されていた。脳死と人の死との関係について、調査会の意見は一本化できなかったのである。

この脳死臨調が設置された頃が、日本で脳死臓器移植をめぐる議論がもっとも激烈な時期だった。その際に、日本が諸外国に比べ、遅れているということがさかんにいわれていた。

たとえば、ある高名な心理学者は、脳死が人の死として認められないのは、日本人が、欧米人とは違って、死の問題を科学的に考えられない後進性をもつからだと公言していた。また、脳死臓器移植が進まないのは、日本人に、キリスト教に見られるようなチャリティーの精神、隣人愛が欠けているからだといった指摘もされていた。日本は科学的のみならず、道徳的にも遅れているというのである。

しかし、死の問題が科学的にのみ決定できるという主張は、すでに見た死の決定の恣意性のことを考えれば、科学的とはいえないだろう。また、キリスト教的な隣人愛が臓器移植をすんなり肯定するようなものなのか疑わしいというキリスト教神学者の指摘もある。道徳的後進性という指摘もどれほどの妥当性をもつものか、それほど自虐的になる必要があるとは思われない。にもかかわらず、脳死臓器移植をめぐっては、日本は遅れているという言説は、あいも変わらず、広く流布している。

もう故人となってしまったが、日本の中世仏教の研究で名高かったアメリカの宗教学者ウイリアム・ラフルーアさんが、一種の笑い話として、次のような例を教えてくれたことがあった。

彼が、一九九〇年代後半に、アメリカの中西部で日本の脳死臓器移植をめぐる論争について、込み入った事情を詳しく講義したところ、何度も日本に行ったことがあるという女性医師が、話はもっと単純だと反論してきた。その人は、日本で移植が進まない理由は簡単で、「日本がまだキリスト教社会ではないからだ」といったというのである。

何ともアメリカ的なご意見ではある。そこまでいかなくとも、先にあげた、二〇〇五年の脳死に関する調査結果に対する研究班班長のコメントなどにも、日本の遅れといった意識を見ることはできる。

「臓器移植のために、脳死は無理矢理に死とされた」

しかし、日本が遅れているというのは本当なのだろうか。遅れているように見えるのは、諸外国では日本がさんざん議論してきたような問題点を見過ごしてきただけではないのか。

たとえば、ハーバード大学の医師で倫理学者のロバード・トゥルオグは、一九九七年に、「脳死を放棄すべき時ではないのか」という論文を発表し、脳死が人の死であるという主張を退ける議論を展開している。まったく同じ主張は、オーストラリアの倫理学者、ピーター・シンガーも展開している。

シンガーの『生と死の倫理―伝統的倫理の崩壊』(樫則章訳、昭和堂)によれば、脳死を人の死とすることには無理がある。欧米では脳死を人の死として、臓器移植を進めてきた。しかし、脳死のことがわかるにつれて、従来の前提が次つぎに崩れてきたというのである。

たとえば、脳死は脳機能すべての不可逆的停止とはいえない。脳死の現行の判定基準を満たしても失われない脳機能が残ることもわかってきたからである。それに、脳死状態になれば、いくら人工呼吸器でその状態を維持しようとしても、短時日で心停止にいたるといわれてきたのも、事実に反することが明らかになってきた。

さらに、シンガーによれば、脳死は人の死だとされてはいても、実際には、脳死状態の人は死体として扱われていない。

先に触れた二〇〇五年の厚労省の調査にもあるように、欧米で調査をすれば、脳死に接する機会のある医療者の圧倒的多数は脳死は人の死であると答える。しかし、シンガーは、そう答える医療者の少なからぬ人たちが、脳死患者を死体扱いしていないことを指摘する。欧米の専門家にとっても、脳死は見えない死であり、素朴な死の実感と乖離しているからだ。

また、脳死状態でも出産が可能である。一九八〇年代半ばに日本人の研究者が脳死状態の長期維持を可能とする薬剤を発見して以降、一〇〇日以上も脳死状態を維持して出産にこぎつける例は散見されるようになっていた。死の通常の理解からすれば、死体が出産するというのはありえない。

シンガーは、このように、脳死を人の死とすることは、科学的にも感覚的にも無理があると指摘する。にもかかわらず、なぜ脳死は人の死とされてきたのか。

シンガーによれば、それは臓器移植という目的があったからにほかならない。脳死は、臓器移植という目的のために、無理矢理に人の死とされたというのである。

ただし、シンガーやトゥルオグは、こうした議論によって、脳死臓器移植に反対しようとしているわけではない。彼らにとって、臓器移植は端的に善である。そのため、批判は、「ドナーは死体」というルールに向けられる。彼らによれば、放棄すべきは、「ドナーは死体」ルールであって、脳死臓器移植ではない。

シンガーは、著作の邦訳に寄せた「日本語版への序文」でその点を説明している。

「この死の再定義に関しては、『死とは何か』についての新しい科学的発見が二〇年前になされたかのように語られることが多い。……私の見解はそれとは非常に異なっている。死についての新しい科学的理解があったわけではないのである。西洋では、脳に修復不可能な損傷を受けたために意識を決して回復しないことが明らかな患者から臓器を摘出できるように、死の定義が故意に操作されたのである。臓器の摘出という行為を正当化する十分な倫理的論拠を与えることは可能である。しかし、患者は『死んでいる』と主張することによってその目的を達成しようとしたことは誤解を招くもとであった。……脳の機能が不可逆的に停止した患者の臓器を利用したい人たちが『その患者はまだ生きているが、意識を回復することはないし、私たちが何をしてもままなく死ぬだろう。それなら、患者が死んで臓器が傷む前に、いま臓器を摘出するべきである』とはっきりと言っていたなら、そのほうが正直であっただろう……」

このように、シンガーは脳死臓器移植の問題について、「正直」であるべきことを主張した。

正直さをスキップするシステム

シンガーのいう正直さをどのように評価するかは、評価が分かれるところだろう。ただ、その主張を見ると、逆に、脳死の問題に「正直」ではなくとも、脳死臓器移植は社会的に定着できることがよくわかる。それを可能にしたのは、脳死を人の死とする法律にほかならない。

いったん立法化されれば、本当に脳死は人の死と呼べるか否かを問わなくとも、一定の手続きを踏んだ臓器移植は正当なものとして社会的に容認できる。

そうなると、脳死臓器移植に慎重な立場の人がしてきたように、脳死が人の死かという問題を懇切丁寧に議論し、死ではないと主張しても、その議論は効いてこない。議論は慣れや論争疲れを生むだけだ。たとえば、早い時期に法律をつくったアメリカの場合である。同じことは一九九七年に成立した「臓器の移植に関する法律」以後の日本にもあてはまる。医療人類学者の山崎吾郎さんが、こうした問題について、きわめて示唆的な論考を発表している(「脳死」、春日直樹編『人類学で世界をみる』ミネルヴァ書房所収)。

山崎さんは、脳死状態からの臓器提供に同意した家族への聞き取りを精力的に行ってきた。山崎さんも、脳死は人の死かという論点について、これまで触れてきたような問題点があることを認めている。しかし、実際に臓器提供に応じた家族への聞き取りから明らかとなるのは、そうした論点が脳死からの臓器移植を決断する際に、大きな役割を果たしていないことだ。

山崎さんによれば、「脳死について特段深い理解を持たなくても、また脳死がどのような人間の生体プロセスから導かれる結果なのかを詳細に知らずとも、脳死が死であることを受け入れ、決断することは可能である。そのとき、脳死が死であるか否かという、科学的な理性が厳密に問うてきた問題は不問に付されてしまう」。

こう述べる山崎さんは、そうして行われる脳死臓器移植が不正だといおうとしているわけではない。現在の日本では、すでに「脳死についての詳しい知識がない状態でも、何ら法的に問題がない形で、家族が……臓器提供に同意できる」。むしろ、山崎さんが問題にしているのは、そうしたきわめて正当な行為を可能にしている社会制度のあり方だ。

こうした状況は、脳死臓器移植の問題だけに見られるものではない。同じことは、現代社会一般に広く見られる。社会を制度的に動かしているさまざまなメカニズムは、その細かな内容や仕組みや、場合によってはそこに含まれている不確かさなどをいちいち問題にしなくとも、一定の手続きに従えば働いて、望みにそった結果を生み出してくれる。そこに素人にはわからないブラックボックスが含まれていても、大きな問題が出てこなければ、それで十分なのである。そうした制度がわたしたちの便利な生活を支えている。これは、情報化社会と呼ばれる現代社会一般の特徴だろう。

そうした特徴を生み出す仕組みを、山崎さんは「知識のパッケージ化」と呼んでいる。臓器提供の決定が、脳死は人の死かという論点をめぐってさんざん議論されてきたような内容とはかかわりなしで下されるようになっているのも、そのためだ。そうした知識のパッケージ化がいったん成立すれば、いくら脳死臓器移植の問題について本当の話をしても、効いてこない。そうしたなかで、慣れも形成されてきた。

慣れとしての人体の資源化

慣れのひとつは「人体の資源化」ということだ。脳死を新しい死の定義として提案したビーチャーはその提案の根拠が「脳は死んでいるけれども、他の臓器がまだ使えるというレベルを選ぶのがもっともよい」という価値判断にあることを明らかにしていた。人体はきわめて有用な資源である。役に立つ臓器、人体は有効に利用しなければならない。特に臓器移植法との関連でこの問題を論じている政治思想史家の田中智彦さんの指摘は鋭い（「生命倫理に問う――忘れてはならないことのために」、小松美彦・香川知晶編著『メタバイオエシックスの構築へ――生命倫理を問いなおす』NTT出版所収）。田中さんによると、その法律は他者への臓器の提供という無償の愛を法律的に保証することになるものだったが、「しかし他面では、「もっとも貴重な資本は人間である」という思想が、民主主義のもとでも貫徹されうることを知らしめるものでもあった」というのである。

田中さんは、こうした指摘が二面性をもつ事実の一面を述べたもので、臓器提供という「善意」をひっくり返す「悪意」によるものではないことに注意を促しながら、指摘の傍証として一九九七年の臓器移植法成立を受けて書かれた日本移植学会理事長（当時）の言葉を引用している。そこには指摘された事柄が含む意味が端的に示されている。長いが引用しておこう。

「死後に自分の臓器を社会へ提供します」ということを、もう一歩進めたら、それは有用な医薬品をつくるとか、医療用材料をつくるのにも「自分の組織や細胞を使っていい」という話に展開していくことになります。［……］脳死後の臓器提供を承諾された人は「自分の身体から離れたものはもはや自分のものではなく社会に帰属する」ことを認めてくれている。つまり合意されているわけで、いまはなばなしく離陸しようとしているバイオ産業も臓器移植が実現しないかぎりは無理だったのです。［……］バイオ産業については、通産省、農水省、科学技術庁、文部省、それに厚生省の五つの省庁の大臣が「二〇一〇年のバイオ産業を年間二五兆円規模の基幹産業に育成する」という同意書を交わしています。

言ってみれば、臓器移植法が成立して以降、私たちは人体の資源化が政策的に推進される社会のなかにおかれている。その点は二〇一〇年以降も変わらない。そのことに知識のパッケージ化によって、私たちは慣らされてきた。

しかし、そうしたパッケージ化による慣れにもかかわらず、問題点がなくなるわけではない。次章では、新聞報道を中心にそうした問題点を振り返り、脳死臓器移植問題のパッケージ化以後の状況についで見ておくことにしよう。

第一二章

あなたは、臓器を提供しますか？

――臓器不足をめぐる問題

「臓器の移植に関する法律」

日本では、脳死臨調の最終答申の後、紆余曲折の末に「臓器の移植に関する法律」が一九九七年に成立した。この臓器移植法は、激しい意見の対立もあって、脳死を一律に人の死とはしていなかった。脳死が法的な死と見なされるのは、当人が脳死状態での臓器提供の意思を書面によって表示し、遺族も提供に同意した場合に限られていた。

この点について、移植を橋渡しする国内唯一の組織、日本臓器移植ネットワークのホームページの説明がわかりやすかった。移植には、四つの権利があったのである。

「移植に関しては、どなたにも四つの権利があります。

死後に臓器を『あげたい』『あげたくない』、あるいは移植のための臓器を『もらいたい』『もらいたくない』という権利であり、どの考え方も尊重されなければいけません。現在の臓器移植法の下では、脳死を人の死としてとらえるかとらえないかは、個人で判断し選択できますし、死後の臓器提供も自分で決定できる権利があります」

臓器移植ネットワークは、続いて、「ただし、最終的には必ず家族の承諾が必要となるので、大切な家族と各々の意思について相談し、伝えておくことが重要です」と述べ、「脳死で提供したい場合は、必ず意思表示カードに記入」するように求めていた。

この説明にもあるように、一九九七年の法律では、脳死が法的な死とされるかどうかは、「個人で判断し選択できる」ものだった。脳死状態での臓器提供に同意がない場合には、脳死は法的な死ではなかった。人の死であるかどうかは、個人の自己決定に支えられていた。

死の自己決定

臓器移植法の出発点となった一九九二年の「脳死臨調」の最終答申には、「いわゆる『死の自己決定』及び違法性阻却による臓器移植容認について」という節が設けられている。そこに、脳死を人の死とする多数意見の立場から、「死の自己決定」という考え方に対する見解が示されていた。

多数意見も、脳死が人の死であるかどうかの判断を本人や家族の決定に委ねる考え方が、脳死を人の死とはしない人の立場に配慮したものだとは認めている。しかし、「そうした選択権を認めることは、本来客観的であるべき『人の死』の概念には馴染みにくく、法律関係を複雑かつ不安定にするものであり、社会規範としての死の概念としては不適当なものと考えられる」とし、「死の自己決定」を退けていた。いわばその「不適当な」考え方が、成立した法律では採用されたのである。

しかし、死の概念が「本来客観的であるべき」かといえば、前章で述べたように、怪しいところがある。その意味では、この法律の対応が「不適当」だとは、必ずしもいえない。早い時期から法律によって脳死を一律に人の死としてきたアメリカの生命倫理学者のなかには、本人の選択を認める日本の法律を高く評価する人さえいた。その背景には、前章でシンガーの主張に見たように、長く脳死を人の死としてやってきた欧米のなかに、脳死を人の死とすることに無理があったという意識が兆してきたことが指摘できる。

これまで展開されてきた生命倫理の発想からすれば、「ドナーは死体」ルールを維持しながら脳死状態からの臓器移植を進めるとすれば、死の自己決定によってルールをクリアするしかないだろう。実際、アメリカでも、わずか一州にすぎないが、脳死を一律に人の死とする法律を変えて、死の選択権を導入したところも出ている。

こうした例を見ると、死の自己決定は「社会規範として」も「不適当」とは、にわかには断定できない。一九九七年に成立した臓器移植法は、提供者本人の意思を重視する理念で一貫していた。

「本人の意思がなければ」への異論

しかし、死の自己決定という法の規定に対する批判は強かった。ただし、死の自己決定という考え方そのものが批判されていたというのは、不正確かもしれない。むしろ、成立した臓器移植法の規定が本人の意思がなければ脳死臓器移植ができないとしている点に強い異論があり、それに合わせて死の自己決定も批判されてきた。

一九九七年の臓器移植法は脳死からの臓器移植について、本人が書面によって意思表示していることを前提にしていた。そうした書面がなければ、たとえ家族が提供しようと思っても、移植は不可能だった。法律的には、書面での意思表示は一五歳以上でなければ有効とは認められない。こうして、日本では、一五歳に満たなければ、脳死状態からの臓器移植はできなくなっていた。そこで、法律改正が焦点となってきた。

臓器移植法は、もともと「施行後三年を目途として、この法律の施行の状況を勘案し」、見直すことを予定した時限立法だった。しかし、一九九七年六月に成立した法律に基づいて脳死臓器移植が行われたのは、ようやく一九九九年の二月になってからである。三年で「施行の状況を勘案」するには、ほど遠い状況だった。そのため、長い間、法律を改正することは行われてこなかった。しかし、二〇〇六年には与党の二つの改正案、翌年には野党の対案が国会に提出されていた。

改正の焦点は、一五歳未満の人からの脳死臓器移植が認められていなかったことに置かれてきた。小児では、特に心臓移植の場合、身体の大きな人からの移植は不可能となる。もし移植をしようとすれば、海外に出るほかはない。そのため、移植以外に助かる道はないとされた子どもを抱えた家族からは、たとえばアメリカに比べ、「日本の医療の立ち遅れが目立つ」という嘆きが繰り返されてきた。アメリカなら助かるかもしれないのにという思いを抱くのは、親なら当然かもしれない。

臓器移植法の改正はその後、紆余曲折を経て二〇〇九年に与党案の一つが可決公布され、翌二〇一〇年七月に施行された。可決されたのは脳死を一律に人の死と法律で定め、脳死からの臓器提供を本人の書面による意思表示を不可欠の前提とすることを止め、本人が提供拒否の意思を明示していない場合には、家族の同意のみで臓器摘出を認めるという内容をもっていた。ただし、その後、この法律ではあくまでも臓器移植の場合だけを問題にしているのであって、脳死を一律に人の死として定めたわけではなく、その点、つまり脳死状態を法的に人の死とするのは臓器提供の場合に限られているのだという注意喚起が厚生労働省からなされている。改正法の文言を素直にみるとそうは思えないし、改正案の提案者たちは一律に人の死とする法案だと述べていたのだが、厚労省によれば、脳死は人の死かという日本で大きな争点となってきた問題については改正前の法律と変わらないというのである。

ともかく、臓器移植法の改正によって、脳死下からの臓器提供は本人の意思表示がない場合にも、家族の同意で可能になった。その結果、脳死からの臓器提供はある程度増えたといえる。改正以前には最初の提供例が出た一九九九年から改正法施行までの十年余りで、法律に基づく脳死からの臓器提供はすべて本人の意思表示によるもので、八六例であったものが、改正法が施行された二〇一〇年七月から二〇二〇年六月二三日で通し番号七〇〇番（一つ欠番）、提供例六一三例となっている。改正後では本人の意思表示によるものが一三四例であるのに対し、家族承諾による提供が四七九例で圧倒的に多い。

家族承諾での提供が可能になったということは、従来提供が認められておらず、法改正の焦点となってきた一五歳未満でも脳死からの臓器提供も可能となったということである。実際、改正法施行の翌年の二〇一一年に一五歳未満からの提供があり、心臓が一〇代の患

図表12　小児脳死臓器提供件数の推移

歳＼年	2011	2012	2013	2014	2015	2016	2017	2018	2019
15－18	1		1			1	2	2	3
11－14	1		2	1	1		1	1	3
6－10					1		1	2	2
6歳未満		1		1	2	2	2	2	5
計	2	1	3	2	4	3	6	7	13

（日本移植学会・ファクトブック 2019 による）

者に移植された(図表12　小児脳死臓器提供件数の推移)。翌二〇一二年には、六歳未満からの臓器提供も行われた。法改正によって前章に見た「遅れ」を日本は取り戻した。

海外渡航移植の実態

しかし、小児移植の問題は、臓器移植推進のためのダシとされてきたにすぎない側面がある。そこには、提供臓器の不足という臓器移植一般が避けることのできない問題があるからだ。日本では、その点が、二〇〇六年から翌年にかけて、集中的に表面化してきた。

二〇〇六年四月、臓器移植法改正案の提出に合わせるかのように、厚生労働省の研究班が臓器移植目的の海外渡航の実態を調査した結果が発表された。元になったのは、腎臓と肝臓の移植施設を対象として、海外で移植を受けた患者を診たことがあるかを尋ねたアンケートであ

図表13　海外渡航移植・実態調査（1984年～2005年）

心臓	103人（米国85人、ドイツ9人、英国7人、カナダ・フランス各1人）
肝臓	221人（12カ国：オーストラリア20人、米国19人、中国14人）
腎臓	198人（9カ国：中国48人、フィリピン20人、米国18人）

（2006年4月、厚労省研究班・移植関連施設調査による）

る。調査の背景には、アジアでの移植が増加していることが問題視されていたことがあった。

研究班の報告によると、心臓、肝臓、腎臓で少なくとも五二二人が海外で移植を受けた。心臓移植を受けた一〇三人のうち、もっとも多いのは八五人の米国だった。他方、肝臓では、二二一人で、オーストラリア二〇人、アメリカ一九人、中国が一四人になっている。腎臓では九カ国に渡った一九八人が国内で術後管理中だった。行き先は、中国（四八）、フィリピン（二〇）、アメリカ（一八）の順である。そのうち、中国の場合、その四分の一があっせん業者の仲介によるものだったという（図表13　海外渡航移植・実態調査（1984年～2005年））。

発表されたのは、移植学会の会員のいる施設を対象にした調査結果である。海外渡航による臓器移植の実数はもっと多いと推測される。研究班は、アジアの場合、移植技術自体の水準にかかわる安全面だけではなく、死刑囚からの臓器提供や臓器売買といった問題があることに注意を促していた。

アジア諸国での臓器移植

海外での臓器売買については、これまでも、さまざまなことがいわれてきた。たとえば、フィリピンでは、人身売買禁止法で臓器売買を禁止しているものの、貧しい地区では臓器売買が横行してきたとされる。売買には犯罪組織が介在し、臓器を買うのは外国人が多く、日本にもあっせん業者がいることも報道されてきた。

臓器売買の背景には、いうまでもなく、貧困がある。単純に売買を禁止しても、売買はなくならない。そのため、二〇〇七年初頭に、フィリピン政府は生体腎の売買を公認する方針に転換することを発表した。外国の移植希望者が腎臓提供者への生活援助とフィリピン国内の患者の腎移植手術費を支払う場合には、腎臓の提供を受けられるという案だった。この案だと、外国人は総額六〇〇万円ほどで、腎移植を受けられることになる。

しかし、発表された政府案には、先進国による搾取だという強い批判も出された。それもあってか、二〇〇八年にフィリピン政府は、逆に外国人への臓器移植を全面的に禁止する方針に転換することを表明している。ただ、それで臓器売買がなくなるかといえば、疑わしい。問題は、すでに人身売買禁止法があったにもかかわらず、起きてきたからだ。

臓器売買ということでは、かつて、インドの場合が有名だった。インドでは、臓器売買

図表14　パキスタンでの腎臓売買の実態

臓器提供者の腎臓提供前の平均負債額	Rs.130,000(Rs.45,000～Rs.200,000)
提供者に提示された提供腎臓の平均対価	Rs.160,000(Rs.80,000～Rs.175,000)
実際に受け取った平均金額	Rs.103,000(Rs.70,000～Rs.155,000)
仲介者への支払い金額	Rs.8,000～Rs.20,000
腎臓提供後の負債状況	変化なしあるいは増加:17人 支払い完了:13人 不明:2人

（対象32名、Rs.［ルピー（約2円）］）

（Moazam F et al, 2009,The Hastings Center Report 39（3）による）

が法律で認められていた時期があり、海外から臓器を買いにやってくる人も多く、医師のなかには頻繁に生体腎移植を手がけることで知られる有名人もいた。

ここでも、臓器売買には貧困の問題がからんでいた。しかし、インドでは、一九九四年、臓器売買を禁止する法律が成立する。当初、禁止法の実効性を疑う声もあったものの、インドではその後しだいに外国人への臓器売買はなくなってきたとされる。この変化には、法的禁止だけではなく、経済発展も関係しているはずである。

では、インドで臓器売買が行われなくなった後、臓器を求める海外の患者はどうなったのか。患者は、まずイラクへ向かう。しかし、戦争の影響のために、現在ではパキスタンがターゲットとなっている。パキスタンの場合、生体腎移植の約七割は外国人への移植で、患者は世界中から集まっている。インターネットには、パキスタンでの生体腎移植のパックツアーが広告されており、渡航費以外の費用の相場は二〇〇〇年代初頭で二〇〇〇万円前後だった（図表14　パキスタンでの腎臓売買の実態）。

中国での臓器移植

先に触れた厚労省の研究班の報告では、日本人の移植渡航先として中国が目立っていた。その中国では、死刑囚の臓器が移植に用いられてきたとされる。政府の高官がアメリカに渡り、死刑囚の臓器売込みを図っているという噂が、アメリカのメディアで大きくとりあげられるようなこともあった。また、日本では、中国の医科大学に研究資金の提供と引き換えに、脳死者からの臓器移植をあっせんする業者がいることが報道されたこともある。

その中国でも、二〇〇七年、外国人への臓器移植を原則禁止する法律が施行された。そのため、二〇〇八年には、日本人がその法律違反で有罪判決を受ける事件も起きている。有罪となった日本人は中国に本部を置く「中国国際臓器移植支援センター」を開設し、インターネットで日本人の患者を集め、中国での移植をあっせんしていたという。しかし、二〇〇九年二月六日付けの朝日新聞によれば、そうした法律や裁判にもかかわらず、日本人はその後も中国に渡って、移植を受けているという。法律で禁止しても、渡航移植や臓器売買は容易になくならない。

そうしたところに、世界保健機構（ＷＨＯ）は、加盟国に臓器移植のドナーとレシピエントの情報管理を求める方針を打ち出したことが大きく報じられた。ＷＨＯの対応は、日本など自国での臓器提供が少ない国の患者が他国へ渡って移植を受けることに対する批判の結果だとされる。この方針が正式決定されれば、小児の場合をはじめ、渡航移植はほぼ不可能になると声高にいわれた。そのため、衆議院の厚生労働委員会はすぐに一五歳以上という規定を緩和する方向で調整を開始した。それが、長い間、成立してこなかった臓器移植法の改正案が、二〇〇九年六月に、衆議院を通過する大きなきっかけとなった。

そうして、臓器移植法は改正され、一五歳未満の人からの臓器提供も可能になった。しかし、二〇一一年に第一例の提供以降、二〇一九年までに一五歳未満の提供は三二例にとどまっている。そのため、現在でも、小児に関して海外にわたって移植を受ける例は続いている。大きな経済的負担と医学的な危険性があるなかで海外渡航移植に踏み切らざるをえない患者とその家族が置かれている状況は法改正前となんら変わっていない。

ただ、法改正時にいわれた海外渡航移植が不可能になるという主張は何だったのだろうか。人の命をめぐる問題がきわめて政治的な駆け引きのなかにおかれていることが、日本の臓器移植法の改正をめぐる動きには端的に示されていたことは覚えておくべきだと思う。

◉臓器移植を増やすための方策

海外での臓器移植をめぐる動きの背景には、いうまでもなく、世界的に提供される臓器の圧倒的な不足がある。それが、日本の場合、国内での臓器移植が少ないことに結びつけて、強調されてきた。ともかく臓器移植が少なすぎるというのが、大方のマスコミの一貫した論調だった。

そうした批判に応える形で、厚労省は、二〇〇六年四月、臓器移植に対する健康保険の適用を拡大している。

従来、臓器移植に関しては、生体腎移植、死体腎移植、生体肝移植のみが保険適用となっていた。それが見直され、心臓移植・脳死肺移植・脳死肝移植及び膵臓移植も、新たに保険適用とする処置がとられたのである。

同時に、臓器採取及び移植に関わる技術料が新設され、臓器提供施設における脳死判定などについて、新たに診療報酬が認められた。提供に関しても、移植に関しても、健康保険を適用することで、少しでも負担を減らし、移植がしやすいように制度を整えたのである。

臓器移植は、高額医療の典型である。心臓移植についていうと、二〇〇一年と少し古い資料だが、検査費二〇〇万、手術費二八〇万、入院費一〇六〇万、投薬費八七万、退院後四五〇万が平均という統計が出されている。これを個人負担に委ねれば、手術を受けられるのはよほど経済的に恵まれた人にならざるをえない。ましてや海外に渡って移植を受けようとすれば、さらに何倍もの費用が必要となる。

時にマスコミが大きくとりあげてきた小児の渡航移植では、募金活動によって費用が集められてきた。場合によっては、億単位のお金が集まることもある。そうした小児の海外渡航移植については、日本では、人々の善意が前面に出る形で、報道されるのが常である。

しかし、善意に頼らざるをえないのは、きわめて高額な費用が捻出できなければ、臓器移植は不可能だからでもある。外国人への臓器移植でものをいうのは、善意ではなくて、何といっても金である。そのことは、カナダの患者がアメリカで臓器移植を受けた例などを見るとよくわかる。それが、臓器移植の現実でもある。

現在の日本ではすべての臓器移植が健康保険の適用対象となっている。本人の自己負担は二、三割で、一定限度額を超えれば、高額療養制度を利用することも可能である。しかし、かかる医療費自体が下がるわけではない。臓器移植に限らず、高額医療をどう扱うかは、社会全体にとって、きわめて大きな問題である。高額医療を必要とする人の数は、多くの場合、社会全体から見れば、ごく少ない。健康保険の適用範囲をどのように設定するのかは、そうした少数の人たちに社会がどう対応するのかを決めることにほかならない。臓器移植に関しては、社会で対応する道を日本は選択したことになる。

●生きている人からの臓器提供

しかし、そうした道を選択するにしても、それで臓器不足の問題が解消されるわけではない。先にみたように、臓器移植法改正によって脳死からの臓器提供はそれなりに増えた。しかし、心停止後の臓器提供と合わせた統計を見ると、法改正後はむしろ減っており、関連学会により臓器移植の「危機」がいわれさえした（図表15　臓器移植提供件数の年次推移）。いきおい、日本では、生きている人の間での臓器移植の件数が増えることにもなってきた。生体腎移植、生体肝移植が早くから保険適用となったのも、そのためである。

生きている人の肝臓の一部を切り取って移植する生体肝移植は、一九八八年に、ブラジルで第一例が報告された。日本では、その翌年に当時の島根医科大学で第一例が行われ、父親から幼い息子への移植は大きな話題を呼んだ。それ以降、日本の生体肝移植は実施件数を伸ばしてきた。現在では、実施施設が五〇施設ほどになり、二〇〇一年以降、移植件

図表 15　臓器移植提供件数の年次推移

年	心停止下提供件数	脳死下提供件数	計	年	心停止下提供件数	脳死下提供件数	計
1995	62		62	2008	96	13	109
1996	98		98	2009	98	7	105
1997	82		82	2010	81	32	113
1998	83		83	2011	68	44	112
1999	85	4	89	2012	65	45	110
2000	71	5	76	2013	37	47	84
2001	71	8	79	2014	27	50	77
2002	56	6	62	2015	33	58	91
2003	75	3	78	2016	32	64	96
2004	90	5	95	2017	35	76	101
2005	82	9	91	2018	29	66	95
2006	82	13	95	2019	28	97	125
2007	92	13	105				

日本臓器移植ネットワーク News Letter、2019、vol.23 による

数は年間四〇〇件を超えている。

生体肝移植の場合も、心臓の移植と同様に高額医療の典型で、手術にはざっと一〇〇〇万以上かかるとされていた。それがこれだけの件数が行われるようになったわけで、健康保険の適用を求める声は切実なものがあった。保険適用が認められた二〇〇三年の翌年には、五五〇件を超え、総数は二五〇〇件を上回ることになった。

生体肝移植の場合、親から幼い子どもに移植されるようなときには、せいぜい肝臓の左葉部分を切り取ればよいという。といっても、左葉は肝臓全体の三分の一にあたるのだが、成人から成人への移植となると、全体の三分の二にあたる右葉部分を中心に取り出す必要がある。また、移植する肝臓

が患者の体重の一%以下だと、移植しても肝臓にかかる負担が大きすぎて、手術の成功率が低くなる。そのため、二人から同時に肝臓の一部を摘出して、移植することも行われている。

前章に見たように、生きている人から臓器を摘出し、患者に移植することは、すでに一九六〇年代から、腎臓に関して行われていた。その生体腎移植が、移植医療の先陣を切ってきた。しかし、アメリカなどでは、生体腎移植に関しては、当初から、健康な人の身体を傷つけることになるので、倫理的に望ましくないという意見が移植医の間からも出されていた。

いくら腎臓が二個あり、一個あれば生きていけるとはいっても、もう一個が無駄に存在しているわけではない。腎臓は人間が生きていく上で不可欠の臓器である。二個あれば、たとえ腎臓のひとつがうまく働かなくなっても、命を落とさずにすむ可能性がある。そうした腎臓を健康な人から取り出すことは、いくらレシピエントのためとはいっても、許されるのか、移植医の間からも疑問が出されていたのである。

こうしたこともあって、従来は、アメリカをはじめ、多くの諸外国では、「ドナーは死体」ルールによる臓器移植が中心とされてきた。生者間での移植はどちらかといえば望ましいものではなく、あくまでも例外的な緊急避難とされていた。しかし、日本の場合、特に脳死状態からの臓器提供は、臓器移植法成立以後もごく限られており、いわば窮余の一策として、腎臓や肝臓などを中心として、生体間での臓器移植に向かうことになったとされる。その結果、日本は生体肝移植大国とまでいわれるようになったのである。

生体肝移植ドナーの死

しかし、そうして生体間での件数が飛躍的に増加するとともに、問題点も浮かび上がることになった。二〇〇三年五月、生体肝移植を積極的に実施してきた京都大学病院で、肝臓ドナーの日本初の死亡例が出た。一〇代後半の娘に肝臓を提供した四〇代後半の母親が肝不全となり、自身も肝移植を受けたものの、亡くなったのである。

移植を受けた娘は重い胆道閉鎖症を患っていた。そのため、まず父親から生体肝移植を受けた。その後、病状が悪化し、再移植が必要となった。今度は、提供可能な近親者としては、母親しかいなかった。母親にはもともと脂肪肝や高血圧といった問題があったという。だが、娘のために強く移植を希望したために、生体肝移植が行われたのである。

生体肝移植については、このドナーが死亡する前から、ドナーの人たちから実態調査を求める声があがっていた。関連学会が調査を行ったのは、京大での死亡例が出た後だった。

その日本肝移植研究会による調査の結果は、二〇〇四年に発表された。調査には、一四八〇人の回答があったという。

調査によると、手術後二、三年たったドナーの五八％は「何らかの症状」があった。手術の傷のひきつれや感覚の麻痺、疲れやすさ、腹部が張る膨満感・違和感などである。また、四割が健康不安を訴え、離婚や人間関係の断絶を経験した人も一割いた。だが、ドナーの二六％は手術後に定期的な診察を受けていなかった。

この調査結果は、生体肝移植がドナーの健康を置き去りにしてきた側面があることを明らかにした。臓器移植は移植を受けるレシピエントだけではなく、ドナーも深くかかわる医療である。そのことに、十分な注意は向けられてこなかったのである。

●生体肝移植の現実

さらに、二〇〇六年七月、群馬大学病院で生体肝移植について医療ミスがあったことが報じられた。前年の一一月に行われた生体肝移植時の医療ミスで、肝臓提供者が下半身麻痺になった。担当医が、夫に肝臓の一部を提供した五〇代の女性に対して、学会指針の二〜五倍の血液凝固阻止剤を処方したことが原因だった。この事例では、提供を受けた夫も重い肝臓病の患者であったが、移植手術後、三月に死亡している。

　事故を公表した群馬大学では、さらに、八月に術前に肝硬変などの極端に悪化しているなどの高リスク患者の生体肝移植の治療成績も公表した。群馬大学では、第一外科と第二外科で、生体肝移植が実施されてきた。

　そのうち、第一外科では、二〇〇四年一月から〇六年六月までに、一五例の生体肝移植が行われている。高リスク移植患者九人中七人、全体では八人が手術後まもなく、退院することなく死亡した。その死因はほとんどが感染症によるものだった。また、二〇〇〇年九月から〇六年六月の間に実施された三五例の生体肝移植のうち、一五人が死亡していた。五年生存率は、〇三年までの二〇例は七七・四％であったのが、〇四年一月から〇六年六月にかけて五五・三％に急落したという。

　他方、第二外科では、九九年から一六例の生体肝移植を実施し、五年生存率は七五％という結果である。第一外科の成績は、国内施設全体の五年生存率が七六・一％（日本肝移植研究会、〇四年集計）となっているのと比べると、かなり低い。

　この発表を伝えた新聞報道には、「県内医療機関からの重症患者の紹介が増えた。移植でしか助からないという患者を、門前払いするわけにいかなかった」という第一外科の教授のコメントが掲載されている。たしかに、肝臓の移植が必要な患者の病状はきわめて重い。単純に、五年生存率だけを見て、第一外科に問題があるなどとはいえないだろう。

医療に関しては、数字による結果を頼りに、議論せざるをえないところがある。しかし、数字に現れるのは結果の一部にしかすぎない。五年生存率というものも、その例にもれない。前後の状況や、結果の内容を数字だけから判断することはできない。その点は、この群馬大学が公表した事例についても、変わらないだろう。そのことには十分な注意が必要だ。

ただ、こうした報告を見れば、少なくとも、生体肝移植、さらには臓器移植がつらい現実と隣り合わせになっているものであることもよくわかる。もちろん、臓器移植には、誰もがよかったと思える場合があることも事実だろう。しかし、報道されることは稀だとはいっても、それで、現実は終わらない。

生体肝移植に関しては、医療産業都市を目指して神戸市が二〇一四年にポートアイランド地区に開設した神戸国際フロンティアメディカルセンターが破産に追い込まれるような事件も起こっている。センターの院長には日本の生体肝移植をリードしてきた京都大学病院で病院長も務め、移植手術が二〇〇〇例を数えるとされる医師が就任していた。開院当初から、アジアのメディカルセンターを目指すということで海外から生体肝移植の患者を積極的に勧誘し、受け入れていた。しかし、半年もしない二〇一五年四月頃から生体肝移植を受けた患者が海外の患者も含め相次いで死亡していることが報道される。院長が退任したものの、センターは休院状態に追い込まれ、二〇一六年には自己破産に至った。このセンターの倒産は生体肝移植そのものとは無関係であるかもしれない。しかし最先端とされる医療が現代の日本においておかれている状況を典型的に示す事例であるとはいえるだろう。

ドミノ肝移植

京大病院での生体肝移植ドナーの死亡例では、ドナーの母親は亡くなる前に、自身も肝臓移植を受けていた。実施されたのは、ドミノ肝移植と呼ばれるものだった。

厚労省が難病に指定している病気に、「家族性アミロイド・ポリニューロパチー（FAP）」がある。この難病はおもに肝臓で作られる異常なタンパク質が神経に溜まることが原因で起こる。「家族性」という名前がついているように、FAPは遺伝性の疾患であり、しかも優性遺伝病なので、保因者は必ず発病する。早いものでは二〇歳代で発症し、障害は知覚異常に始まって、やがて臓器にも及び、発症後一〇年ほどで死にいたる。発症後は、原因タンパク質を産生する肝臓を摘出し、健康な肝臓を移植する以外に、患者が助かる道はない。

このＦＡＰ患者への肝臓移植との関係で、ドミノ肝移植という手法は編み出された。ＦＡＰ患者への移植では、ＦＡＰの主原因となる肝臓が摘出される。その摘出した肝臓を廃棄せずに、別の病気で移植が必要な患者へ移植するのが、ドミノ肝移植である。

摘出された肝臓は病気の肝臓であるわけだが、その肝臓が作り出す異常なタンパク質は、体内に蓄積されるまでに、少なくとも二〇年くらいはかかる。その間、ＦＡＰ患者の肝臓を移植しても、移植を受ける患者がＦＡＰを発症することはないはずである。肝臓ガンなどによって余命が一年以内とされ、移植以外に助かる道のない患者にとって、ＦＡＰ患者の肝臓であっても、移植を受けられるにこしたことはない。

こうして、ドミノ肝移植は、一九九五年にポルトガルで一例目が実施された後、各国で試みられ、一〇年で五〇〇例を超えている。日本でも、ドミノ肝移植は、九九年以来行われてきた。移植を受けた患者は、肝臓ガンで亡くなる人も出たものの、ＦＡＰの発症例はなく、レシピエントの状態は良好だとされてきた。

しかし、二〇〇六年七月に、京都大学でドミノ肝移植を受けた五〇代の女性患者が、ＦＡＰを発症したことが公表された。患者は、日本のドミノ肝移植の一例目の人だった。移植を受けて七年後にＦＡＰの発症が確認されたわけで、少なくとも二〇年は大丈夫だろうといわれていたのに、その主張に根拠がないことが明らかとなったのである。

日本でドミノ肝移植の実施が考えられ始めたとき、ＦＡＰについて原因遺伝子の解明をはじめ、基本的な病気のメカニズムを研究してきた基礎医学者たちの間には、慎重な意見を述べる人たちも多かったようだ。そうした意見を移植医たちは押し切る形で、ドミノ肝移植を行ってきた。

たしかに、移植以外に助かる道のない患者のことをいわれれば、慎重な意見を維持することは、少なくとも心情的にはきわめて難しい。しかし、せっぱ詰まった状況があったからということで、すむものなのだろうか。

臓器移植法違反事件

二〇〇六年には、臓器移植をめぐって、ショッキングなニュースはさらに続いた。一〇月に、臓器移植法違反の疑いで初の逮捕者が出たのである。逮捕されたのは、その前の月に愛媛県の宇和島徳洲会病院で生体腎移植を受けた五九歳の水産会社役員と、内縁関係にある女性だった。二人は、腎臓の提供者に、提供の見返りとして現金三〇万円と一五〇万円相当の乗用車を渡したという。これが、臓器移植法第一一条の「臓器売買等の禁止」に違反するとして、逮捕されたのである。

一二月に行われた松山地裁宇和島支部での裁判で両被告は起訴事実を全面的に認め、それぞれ懲役一年執行猶予三年の判決が出された。この事件は、提供者となった五九歳の女性が申し出て明らかとなったようだが、その女性にも罰金一〇〇万円の略式命令が下されている。

二人の被告は、裁判の被告人質問で、執刀した医師にドナーや謝礼についても相談していたと述べ、金額についても一般的な話としてアドバイスを受けたと答えている。これに対して、当の執刀医は臓器売買への関与を強く否定し、裁判でも、医師の責任は問われずに終わった。

その後、二〇一二年には同じ執刀医が行った生体腎移植をめぐって、同じ臓器移植法違反で逮捕者が出た。慢性腎不全の医師が、暴力団員の紹介で元暴力団員と虚偽の養子縁組をして親族間での移植を装い一千万円を支払い、生体腎移植を受けようとしたが、現金をさらに要求されて、その移植は断念した。しかし、断念直後に別の暴力団組長の紹介で二一歳の男性と養子縁組をし、八〇〇万円を支払って生体腎移植を受けたことが分かり、移植を受けた医師をはじめ、関係者計六名が臓器移植法違反で逮捕された。執刀したのは二〇〇六年の時と同じ医師だった。

日本移植学会と日本臨床腎移植学会が共同で二〇一四年に発表した「生体腎移植のドナーガイドライン」によると生体腎の提供者（ドナー）は「原則として親族（六親等以内の血族と配偶者および三親等以内の姻族）に限定」し、「腎提供前に、十分な身体的、心理的評価と社会的背景に関する評価」をすることになっている。しかし実際には、限定されている親族にあたることが法的に確かめられれば、すぐに移植が行われることもあるようだ。たとえば養子縁組をした直後に生体腎移植をそれまで受診したことのない移植実施施設に申し出て、その施設がガイドラインが定めるような十分な評価をしようとすると移植を直ちに受け付けてくれる他の施設へと移るというようなことも起きている。ガイドラインの求めるような評価を行うことはかなり難しいのが現実である。

●――病気腎移植問題

二〇〇六年に「臓器売買等の禁止」違反事件が公になると、執刀した移植医が中心となって行ってきた腎臓移植が大きな注目を集めることとなった。医師とそのグループは、臓器移植法施行以前から、中国四国地方で学閥や学会とは独立に臓器移植を活発に実施してきたことで知られていた。その時に問題とされたのは、グループが実施してきた病気腎の移植だった。

愛媛県の宇和島徳洲会病院では、二〇〇四年四月の開院から、生体腎移植が、裁判となった臓器売買事件を除いて、八一件、行われていた。そのうち、一一件が、病気を理由にして摘出された腎臓を移植したものだった。摘出の理由は、良性腫瘍や動脈瘤などで、腎臓ガンの疑いのあるものもあったという。この病気腎移植が大きな問題とされたのである。

まず、病気の腎臓を移植することが妥当なのかという疑問である。ドミノ肝移植と同じことが起こらないという保証はあるのだろうか。少なくとも腎臓のガンが進行性のものならば、移植は不適切である。ガンが進行性でなくて治療した後に移植するとしても、臓器移植に不可欠な免疫抑制剤によって腎臓の免疫力は低下する。そうなれば、ガンが再発する危険性は高まることになる。

また、移植できる腎臓を摘出することについても、疑念は大きい。たとえば、腎臓ガンの場合、ガンの範囲が小さくて、切り取れるとすれば、腎臓を摘出する必要はないだろう。腎臓の尿管が狭くなっているような場合や、動脈瘤などの場合も、基本的には、人工的な管を設置するといったように、腎臓を取り出さず治療するのが一般的である。腎臓をやむをえず摘出しなければならないこともあるだろうが、そうして摘出した臓器が移植されて働く可能性はごく低いと考えられる。どう見ても、病気腎移植は問題が多すぎる。実際、問題の医師による病気腎移植は移植した腎臓がうまく働く率が著しく低かったという。

病気腎移植をめぐって記者会見に臨んだ問題の医師の様子は、マスコミで大きくとりあげられた。二〇〇六年一一月五日の『朝日新聞』によれば、医師は病気腎移植を「信念でやっている」と述べている。移植を待つ患者の願いは切実で、倫理指針を守るといったきれいごとでは話はすまない。病気の腎臓がもつ危険性については、患者に十分説明してあるし、移植可能な腎臓だけを移植してきた。病気腎の摘出が不適切だという批判もあるが、患者によっては、摘出を望む場合もある。

医師は、提供臓器が少ないことを考えれば、病気腎移植に深刻な問題はないという態度で一貫していた。この医師は、グループの医師たちに、捨てる腎臓があれば提供してもらえるように、日頃から依頼していたという。

しかし、翌年の三月に、関連する学会が、病気腎移植について妥当性がないということで全面否定する声明を出した。それに合わせて、厚生労働省も七月に臓器移植法の運用指針を改定し、臨床研究以外を除いて、病気腎移植を禁止する措置をとっている。

ただし、この禁止措置で問題が終わったわけではない。二〇〇八年末に、慢性腎不全の患者七名が、病気腎移植を否定した学会のうち、日本移植学会の幹部五名に対して、否定声明の撤回と六千万円を超える慰謝料を求める裁判を松山地裁に起こした。これに合わせるように、与野党の国会議員からなる「病気腎移植を考える超党派の会」が、厚労省に方針見直しを求めることを決めている。

こうした動きもあって、厚労省は、二〇〇九年一月末、病気腎移植の臨床研究については「特段制限していない」という通知を医療機関に流している。そのため二月には、そもその発端となった宇和島徳洲会病院では、病気腎移植を厚労省の臨床研究の指針に基づいて審査し、再開することを決定したという。さらに、三月には、香川県議会が病気腎移植の推進を求めた意見書を可決している。しかし、日本移植学会は原則的には病気腎移植に対して医学的な面からの問題が残るとして、慎重な姿勢を崩さなかった。また、松山地裁で起こされた裁判も二〇一四年に移植学会の判断に違法性がないということで、患者側の敗訴という判断が示されている。ただし、厚労省は病気腎移植を先進医療として認める通達を二〇一七年に出し、それまでの方針を転換している。

この病気腎移植の問題に典型的に示されているように、日本では、提供される臓器の数を増やさなければならないという声が高まってきた。それが、臓器移植法改正の動きに集約されてきた。

脳死は人の死かという問題を中心に議論されてきた脳死臓器移植問題は、すっかり議論の内容が変わってしまったのである。それが、臓器移植法成立がもたらした結果である。

しかし、法改正によって、問題は解決するだろうか。次章では、その点を検討することから始めて、これまで見てきたさまざまな問題の背景を考えてみることにしたい。

第一三章

あなたの命は誰のものですか？

——医療技術の進歩と人間の生命

臓器移植法改正以降の臓器移植

日本では、臓器移植をめぐって、提供される臓器が足りないといわれ続けてきた。その点は、臓器移植法が改正されても変わらなかった。前章でみたように、改正後には脳死からの臓器提供は増えたものの、心停止後の移植はむしろ減る傾向さえ見られた。その後徐々に増えるようになっているとはいえ、少なくとも「死者」からの移植件数に大きな変化は見られない。

移植希望がもっとも多いのは、腎臓である。その点を日本臓器移植ネットワークに登録された統計で確認しておこう。

腎臓の登録は一九九五年四月から開始されている。そのデータ（二〇二〇年一一月三〇日現在）によると、現登録者数は一万三〇八四名と、一万三〇〇〇人を超えている。累計の登録者数は四万六〇四六人にのぼり、そのうち、死体腎移植済みが、脳死状態からの九三〇件の移植を含め、四一一七件、生体腎移植済みが三〇五〇件、死亡が四四〇〇件で

図表16　移植希望登録者数（2020年11月30日現在）

	心臓	肺	肝臓	腎臓	膵臓	小腸
現登録者数	891	433	340	13,084	199	6
死体移植済	565	555	644	4,117	413	20
取消	43	32	401	21,383	95	4
死亡	448	667	1,445	4,400	65	6
生体移植済	−	65	560	3,050	4	0
海外渡航	69	4	34	−	0	0
登録者累計	2,016	1,756	3,424	46,046	776	36
登録開始年月	’97.10	’98.5	’97.10	’95.4	’99.6	’00.1

（日本臓器移植ネットワークによる）

ある（図表16　移植希望登録者数）。

第一章で触れたように、日本では現在、高齢化にともなって腎透析を受ける患者の数が増加し、年間三〇万人を超え、二〇一八年にはほぼ三四万人になっている。国民の三七二人に一人の割で透析患者がいる計算だ。透析患者は、透析時以外は、腎機能が働かないまま生活することになる。当然、日常生活はさまざまな制約を受ける。それは透析に踏み切らせることを躊躇させる理由の一つになっているだろう。だが、移植によって腎臓の機能を取り戻せれば、毎週三回、四時間ほどの透析から解放され、日常の厳しい食事制限などもほとんどしなくともよくなることが期待できる。それを考えると、移植を希望しながら、透析を続けている患者の切実さは容易に想像がつく。

腎移植は、年によっては一〇〇〇件を超えたこともあるものの、せいぜい年間九〇〇件前後で推移している。移植希望者数に比べれば、ごく少ない件数である。時として、臓器が足りないという悲鳴にも似た声があがることになる。現在の状況では、たとえ病気腎であっても、移植したいと考える医師が出てきても不思議ではないのかもしれない。

こうして臓器移植法改正を求める声が高まっていたものの、改正は長い間、実現しなかった。しかし、二〇〇九年七月に改正案が成立し、翌年の二〇一〇年七月一七日に施行された。すでに述べたように、議員立法で成立した改正法は少なくともその提案者たちの説明や条文だけからすれば、脳死を一律に人の死と規定しているように見える。そして、臓器提供については提供者の年齢制限をいっさい設けず、家族の同意だけでよしとされることになった。改正でも「死亡した者が生存中に有していた自己の臓器の移植術に使用されるための提供に関する意思」は尊重するという法案の理念は変わらないとされている。しかし改正によって、そうした理念などどこかに消し飛んでしまったように見える。

改正案の通過には、これもまたすでに述べたように、臓器移植をめぐるＷＨＯに関する報道が大きな影響を及ぼした。通過前には、ＷＨＯが渡航移植の全面禁止を正式決定しそうだという情報が盛んに流されていた。加えて、ＷＨＯの推奨する臓器提供条件が改正案と同じものだとも報じられていた。こうした報道は今から見れば完全なフェイクニュースだったといえる。実際、前章でも触れたように、法改正後も海外渡航移植は全面禁止となったわけではなく、二〇一七年の年末には厚生労働大臣が海外渡航移植に健康保険を支給することを検討しているという報道さえ流れた。ともかく、法改正時には、「外圧」によって理念と慎重論は一蹴された。

◉提供臓器は常に不足する

しかし、法が改正されても、臓器不足は解消されてはいない。それはすでに予想できたことだ。臓器移植が行われている国では、どの国でも不足がいわれ続けているからである。アメリカは、しばしば臓器移植大国として日本と対比されてきた。そのアメリカでも、提供される臓器は不足している。脳死からの提供数は、一九九〇年代に入るあたりから横ばい状態で、そう大きな変化はない。WHOの方針は、外国人の移植を制限しようという国際移植学会の意向を受けたものだが、背景には臓器売買よりも、臓器不足の問題が大きい。

従来、アメリカでは、生きている人からの臓器移植は倫理的に問題が多く、あくまでも緊急避難的な例外とされていた。しかし、提供される臓器の数が伸びないために、生体からの臓器摘出も一般的な方法として認めるべきだとされ、生体肝移植大国の日本に関心が集まるようになり、実施数も増えてくるようになっている。

日本移植学会の『ファクトブック二〇一九』には肝臓の移植について二〇一七年の日米比較が載っている。それによると、同年の肝移植はアメリカが八二五〇件、日本は四〇一件であるが、脳死移植と生体肝移植の割合を見ると、日本が一五％（六〇件）と八五％（三四一件）、アメリカが九五％（七八四九件）と五％（四〇一件）と日米では逆になっている。移植件数の違いにも驚くが、ちょうど日本の年間件数がアメリカの生体肝移植件数になっている。現在では生体間での移植は非倫理的だといっていたアメリカでも生体移植は割合は少ないとはいっても、実施数自体はかなり多くなっているのである。

アメリカの場合、臓器提供の脳死者のうち、三分の一が交通事故、五分の一が銃による事故だという。もちろん、脳の病気によって脳死となり、臓器提供にいたる場合もある。しかし、アメリカほどではないにしても、他の国でも、脳死者のかなりの部分は、交通事故をはじめ、何らかの事故を原因としている。そうなると、事故が減れば、脳死状態からの臓器提供も減ることになる。

先進国では、自動車による死亡事故は、減少傾向にある。そのため、近年、ヨーロッパでは交通事故の減少による臓器不足が大きな問題として議論されるようなことも起きている。皮肉なことに、安全な社会になればなるほど、臓器の提供者は少なくなる。日本と比べ、法律的に臓器移植のハードルが低いとされる国でも、臓器は常に不足する。

こうした傾向は、なにも最近出てきたことではない。アメリカでは、一九九三年に、現行の考え方からすれば心停止確認の直前ともいえる段階で臓器摘出を認めるピッツバーグ大学の方針が、大きな話題を呼んだことがある。もう医学的に救命できないと判断されれば、その患者から臓器を摘出することは許されるというのである。脳死者からの臓器提供が増えないために、打ち出された方針だった。

さすがのアメリカでも、このピッツバーグ・プロトコルと呼ばれる提案には、批判が集中した。しかし、臓器摘出の基準をこれまでよりも緩めようとする圧力は、その後も弱まることがない。

トゥルオグやシンガーなどのように、英語圏で「ドナーは死体」ルールに反対し、脳死が人の死でなくとも臓器摘出が可能だとする議論が出てきていた。そのことを考えると、摘出条件の緩和に向かう圧力は不可避に見える。実際、すぐに触れるように、ピッツバーグ・プロトコルの登場が先駆けとなって、臓器移植を見据えた心停止への対応の見直しは医学的に洗練の度を加えていくことになる。

同意を求める「オプトイン」方式か、拒否する意思表示がなければ自動的に同意と見なす「オプトアウト」方式か

一九九七年に成立した日本の臓器移植法は、脳死状態からの移植について、本人の書面による意思表示と家族の同意を基本的な前提としていた。その点が、法律の改正問題との関係では、移植へのハードルを高くしているとして、ことに槍玉にあげられてきた。臓器移植法の改正問題とは、そのハードルをどう低くするのかという問題にほかならなかった。

諸外国を見ると、アメリカのように、臓器摘出に家族の同意だけを求めている国も多い。さらに、ヨーロッパのなかには、本人が移植を拒否する意思を明示していなければ、基本的に医師の判断によって、脳死状態から臓器を取り出し、移植することを認めている国もある。そうした国では、拒否する意思をあらかじめ役所などに登録しておかなければ、脳死と判定された場合、自動的に臓器提供に同意していると見なされる。

この方式は、移植に本人の同意を求めるオプトイン方式に対して、オプトアウト方式と呼ばれる。従来の臓器移植法のやり方とは対極をなす方法で、移植への法的なハードルがもっとも低いものだ。日本でも早くから、この方式を採用すべきだという主張はあった。

臓器移植法が三年で見直しの予定された法律だったことに合わせて、旧厚生省には、改正案作りのための研究班（分担研究者町野朔上智大学教授）が組織されていた。二〇〇〇年、研究班の「臓器移植の法的事項に関する研究」という報告書が発表されている。

その報告書によれば、本人の書面による意思表示を臓器提供の前提としている臓器移植法のもとでは、小児移植が不可能になるということも含め、「臓器の提供が困難になるであろうことは当然予測されていた」。

改正にあたっては、そうした「死者の自己決定」は捨てなければならない。そこで提案されたのが、人間は「死後に臓器提供をするべく自己決定している存在」だという考え方だった。

報告書の主張は、きわめて興味深い。その一部を引用しておこう。

「しかし我々が、およそ人間は、見も知らない他人に対しても善意を示す資質を持っている存在であることを前提にするなら、次のようにいうことになろう。――たとえ死後に臓器を提供する意思を現実に表示していなくとも、我々はそのように行動する本性を有している存在である。もちろん、反対の意思を表示することによって、自分は自分の身体をそのようなものとは考えないとしていたときには、その意思は尊重されなければならない。しかしそのような反対の意思が表示されていない以上、臓器を摘出することは本人の自己決定に沿うものである。いいかえるならば、我々は、死後の臓器提供へと自己決定している存在なのである」

ここでは、死者の自己決定から、人間の「本性」による生まれつきの自己決定への転換が主張されていたのである。この考え方の前提には人間の身体は（とりあえず死後には）人々が利用可能ないわば公共財だという考え方があるはずだ。この立場からすれば、臓器移植については、医師の判断で移植を可能にする方式、つまり、オプトアウト方式が望ましいことになる。

●――オプトアウト方式のフランスでも臓器は不足している

オプトアウト方式を採用してきた国としては、フランスがよく知られている。フランスの場合、脳死状態からの臓器移植が本格化したときから、オプトアウト方式に基づいて医師の裁量による臓器移植を進めてきた。ただし、その後、遺族に無断で脳死者を医学実験の対象とするスキャンダルなどが起き、医師の裁量については大きすぎるという批判も出てくるようになる。そのため、移植を拒否する本人や家族の意思も尊重する形で一種の制限も課されるようにはなっているとはいえ、基本的にはオプトアウト方式が維持されている。

フランスの臓器移植は、「生物医学機構」という公的機関が管理している。フランスは先進国の中では早い時期から生命倫理に関する法規制を進めてきた国だ。フランスでは、まず一九九四年に既存の民法典、刑法典、保健医療法典のなかに関連する法規定が置かれた。その後、生命倫理関連法をまとめる形で改正が図られ、二〇〇四年、「生命倫理法」と呼ばれるものが成立した。「生物医学機構」は、その「生命倫理法」によって設立された。日本の臓器移植ネットワークにあたるものだが、臓器移植に加えて生殖や発生学、遺伝学も視野に収めた任務が与えられており、現在では臓器だけではなく卵子や精子についても積極的な提供を促す活動を行っている。

「生物医学機構」が出しているデータを見ると、フランスの場合、たしかに臓器移植の件数は日本に比べ桁違いだ（図表17　フランスにおける臓器移植数）。たとえば、二〇一九年の心臓と心肺同時移植を比べると、日本は八四件と〇件であるのに対して、フランスは四二五件と九件である。フランスの人口は二〇一九年で六七〇〇万人ほどで、日本の半分であることを考えると、移植数の差はきわめて大きい。移植総数でも手元に数字

図表17　フランスにおける臓器移植数

	2015年	2016年	2017年	2018年	2019年
心臓	471	477	467	450	425
心肺同時	8	13	6	9	9
肺	345	371	378	373	383
肝臓	1355	1322	1374	1325	1355
（内、生体肝）	(15)	(5)	(18)	(20)	(19)
腎臓	3486	3615	3782	3567	3641
（内、生体腎）	(547)	(576)	(611)	(541)	(508)
膵臓	78	90	96	78	84
小腸	3	3	2	3	0
総計	5746	5891	6105	5805	5897
（内、生体間移植）	(562)	(581)	(626)	(561)	(527)

（L'agence de la biomédicine の資料による）

がわかっている二〇一八年についていうと、移植総数二四三〇件の日本の倍以上、人口を考えると、日本の五倍くらいになる。

しかし、このフランスでも、提供される臓器が十分だとは考えられていない。移植希望登録者数は二〇一五年一三八三九、二〇一六年一四五七七、二〇一七年一五五三八、二〇一八年一六四一三で、移植を受けられるのはせいぜい四〇％（といっても、日本の二・五倍くらいにはなるはずだが）だというのだ。「生物医学機構」はフランスが「臓器不足の状況」にあるということを常に強調しており、二〇一八年に移植総数が前年に比して減った時には過剰にも思えるような危機感を表明していた。そのため、「潜在的な臓器ドナーの輪の拡大」を図ることが、この機構の最大の使命とされている。

フランスでそうした危機感が強調されてきているのはお隣のスペインが一九九二年以降、一〇〇万人当たりの死者からの臓器提供者数で世界一を続けていることも関係しているだろう。

二〇一九年の臓器提供者数は二三〇二名で、移植数は五四四九件である。国際臓器提供移植登録によって同年の一〇〇万人当たりの死者からの臓器提供者数を見ると、スペインは四九・六一人で、世界で二位のアメリカ（三六・八八人）やEUで二位のポルトガル（三三・八人）に比べ、群を抜いている（図表18　人口100万人に対する死者からの臓器提供数の国際比較（2019年）参照）。

スペインはフランスと同じくオプトアウト方式を採用しているだけではなく、「スペイン国立臓器移植機構」を中心に臓器移植を徹底して進めるシステムを構築してきた。すべての医療機関に専門の医師、看護師から成る移植コーディネイトチームが配置されており、臓器提供に結びつく可能性がある患者が出てくると、その死亡以前から移植に向けた準備、つまり臓器の維持管理を開始し、脳死の診断とともに家族の同意を得る作業も積極的に始

図表18　人口100万人に対する死者からの臓器提供数の国際比較（2019年）

	臓器提供者数（対人口100万人）
スペイン	49.61
ポルトガル	33.8
フランス	33.25
イギリス	24.88
ドイツ	11.2
オランダ	14.93
アメリカ	36.88
中国	4.16
韓国	8.68
インド	0.52
日本	0.99

（INTERNATIONAL REGISTRY IN ORGAN DONATION AND TRANSPLANTATION の資料による）

められる。その「スペイン・モデル」と呼ばれるやり方は日本の専門家からも注目を集め、紹介もされてきた。スペインでは臓器移植を待つ患者で移植を受けられずに亡くなる数はわずか数%のまま推移しているという。

こうした隣国スペインの「成功」もあって、フランスの「生物医学機構」が現在力を入れているのは、マーストリヒト分類Ⅲによる臓器調達の推進である。

マーストリヒト分類というのはもともとはオランダのマーストリヒトで一九九五年に開催された国際会議で提唱された。それは心停止による臓器提供者を心停止に至る経緯によって分類したもので、現在、分類は五種類になっている。そのうちの第三は心臓が止まることが予測される患者に対して計画的に（つまり、移植のために臓器を維持する処置をとりながら）生命維持装置を停止していって、心停止を迎えさせる場合を指す。日本でも心停止後に腎移植の承諾が得られている場合、心停止前から移植の準備（つまり、移植される腎臓の鮮度を保つ努力）が行われることが知られているが、それはマーストリヒト分類Ⅲによる移植といえる。

マーストリヒト分類Ⅲの目的は、心臓が止まり、血が流れなくなると臓器が急速に傷んでくるのをできるだけ阻止し、臓器の鮮度をコントロールし、移植を成功に導くことにある。移植に携わる医療陣からすれば、心停止後の臓器提供に本人も家族も同意している場合、その意思を生かして、移植の成績を上げようと努力するのは当然のことである。フランスの場合、日本などと比べると、脳死からの臓器移植数はすでに頭打ちの状態にある。臓器不足を解消するには、マーストリヒト分類Ⅲのプロトコルによる臓器調達に活路を見出すしかない。そこで、「生物医学機構」は二〇一七年から二〇二一年にかけての大きな目標として、マーストリヒト分類Ⅲによる臓器調達の推進を掲げた。フランスでも臓器は足りないのである。

なぜ臓器は不足するのか

もちろん、臓器が足りないとはいっても、フランスと日本では、その意味は大きく異なるだろう。臓器移植を推進しようとする人たちなら、質的な違いがあるというはずである。しかし、臓器移植と臓器不足は表裏一体で、両者を切り離すことはできない。さる有名大学の移植医が、オプトアウト方式を採用し、臓器摘出のハードルを低くすれば、臓器不足が解消されるかのように語る場に居合わせたことがある。そうした語り方は、明らかに間違いである。

日本とは桁違いの移植が行われているフランスでも、どうして臓器不足が深刻な問題になるのか。「生物医学機構」は、その理由のひとつに、臓器移植が医療として定着してきたことをあげている。

世界的には、臓器移植は一九八〇年代末以降、完全に実験の段階を脱し、通常の医療の一部として定着してきた。そうして定着することによって、臓器移植は治療対象を拡大してきた。

たとえば、現在では、肝臓ガンも肝移植の対象である。ガンのような一般的な病気が移植の対象となれば、当然のことながら、提供される臓器が十分確保されるようなことは考えにくい。臓器移植の定着は臓器の潜在的な需要を掘り起こし、移植が必要とされる患者の数を増大させる。慢性的な臓器不足は避けられない。

「移植先進国」のアメリカなどでは、臓器移植の対象となる患者の優先順位を疾患別にどのように設定するのかが、大きな議論となっている。生命倫理の最初の問題と同じく、「誰が生き、誰が死ぬのかを決定する」事態が、場面を拡大しながら、繰り返されている。

臓器移植について、かりに日本の件数がフランス並みに増えたとしよう。実際には、文化的な違いが効いているので、法的なハードルを低くするくらいでは、そう簡単にはいかないことがすでに明らかとなっているが、かりにそうした状況になったとして、不足を嘆くことはなくなるだろうか。

たしかに、移植を受けられる人は大幅に増加するので、よかったと思う人の数は多くなるだろう。しかし、移植を受けられる人が増加する分、移植を受けられないという嘆きは深刻化するはずだ。

医療技術の進歩は希望をもたらすとともに、かなえられない眼前の希望を前にした嘆きも増大させる。臓器移植の定着によって、社会はいわば逃れることのできない負のスパイラルに追い込まれている。

ここには、医療技術の進歩が救命の可能性を増大させることによって、救命可能にもかかわらず救命できない命を増大させるという現代的な状況が典型的に示されている。そこで、どのような議論が登場するのか。

●――「善きサマリア人」のたとえ

キリスト教の新約聖書に、「善きサマリア人」という話が出てくる。

旅人が追いはぎにあって、半殺しの目にあい、道端にうち捨てられた。そこに通りかかった祭司とレビ人は、避けて行ってしまう。祭司もレビ人もユダヤ教の聖職に関わっているので、穢れをさけるのが務めだからだ。

しかし、最後にやってきたサマリア人はすぐに応急処置をしただけではなく、旅人を宿屋に連れて行き、介抱した。翌日、サマリア人は、旅を急ぐのでと、宿屋の主人にお金を渡し、看病を頼む。そして、もしお金が足りなければ、帰りに寄ったときに支払うからといって、旅立っていく。

この話をしたイエスは、この三人のうちの誰が、傷ついた旅人の隣人といえるのかと尋ねる。問われた人が、サマリア人だと答えると、イエスは「行って、同じようにしなさい」というのである。

サマリア人はイスラエル人と移民との混血の子孫で、当時はユダヤの血を汚した人びととして迫害されていたという。そのサマリア人が、報酬を期待せず、人を救おうとした。それが道徳的な行為の代表として、語られてきた。

たしかに、三人のなかでは、「善きサマリア人」がもっとも道徳的なことは誰もが認めるだろう。道徳的な善さは、宗教的戒律に忠実であることではなくて、見知らぬ他人への無償の行いにある。

しかし、問題はそうした善さはどこまで求められるのか、求めるべきなのかという点にある。臓器移植に限らず、生命倫理の問題には、善意をまだ生まれていない者も含め、あらゆる他人へと押し広げるように、われわれを駆り立てるところがある。

◉――「最低限の常識的なサマリア主義」を超える要求はできない

アメリカの女性哲学者のジュディス・トムソンに、中絶が道徳的に認められる場合を論じた有名な論文がある。その「人工妊娠中絶の擁護」（一九七一年）は生命倫理の分野では古典とされる論文で、翻訳もある（加藤尚武・飯田亘之編『バイオエシックスの基礎』東海大学出版会所収）。そのなかに、こんな話が出てくる。

ある朝、あなたが目覚めると、有名なバイオリニストと背中がパイプでつながった状態で、病院のベッドに横たわっていることに気づく。そこに、医師がやってきて、事情を説明する。意識不明状態のバイオリニストの命を救うには、あなたの腎臓を使うしかない。そのことを音楽家のファンたちが調べ上げ、あなたを誘拐し、手術をさせたというのである。

医師は言葉を続ける。もし事情がわかっていたのなら、手術はしなかったはずだが、もうしてしまったのでどうしようもない。今の状態でパイプをとれば、バイオリニストは亡くなってしまうからだ。でも、大丈夫、この状態を九カ月間我慢してもらえば、バイオリニストの病気は治るし、あなたも完全に元通りに戻れるのですから、と。

この比喩を語ったトムソンは、医師の言葉にあなたが同意するとすれば、それはもちろんすばらしいことで、大変な親切かもしれないという。しかし、あなたにそうすべき道徳的義務があるかといえば、断じてそのようなことはないと論じていく。

九カ月間我慢するというのは、いうまでもなく、妊娠期間を考えている。だが、期間が九年、さらにはあなたが死ぬまでとなったら、どうだろう。いくら人の命に関わるからといって、そんなバカなことが認められるものか、と誰しも思うはずだ。

トムソンによれば、あなたが、バイオリニストの命が失われるとわかっていても、すぐパイプをとって、元通りにしてくれと医師に要求しても、道徳的にはなんら不正ではない。

こうした議論をするなかで、トムソンは、道徳が要求できるのは「ほんの最低限の常識的なサマリア主義」なのだと述べている。その点は、問題が人の命にあるとしても、変わらない。いくら命にかかわるからといって、常識的なサマリア主義を超えた義務を強制し、なんでも要求できることにはならない。そこに、トムソンの議論の主眼はある。

このトムソンの指摘は、それこそ無理のない、もっともな主張である。しかし、生命倫理の問題を考えていくと、もう少し何とかならないのかという声があがることになる。

問題は、人の命に関わっている。人の命を助けられるなら、何とかしたいと思うのが人情である。そして、医療技術の進歩は新たな命を誕生させ、それまではあきらめていた命を救う手立てを次つぎに現実化してきた。命をめぐる新たな可能性は眼前にぶら下がっている。それをわが手にしたいと思うのは、当然だろう。命は、伸ばせば手が届きそうなところにある。それをあきらめろというのは、きわめて非人間的に見える。命あっての物種、命はすべての価値の大本だ。あれは酸っぱいからと理屈をつけて、あきらめるのは難しい。

こうして、常識的なサマリア主義の無理のないという範囲をもっと広げることはできないものか、議論が始まることになる。

拡張される善意

先ほど、臓器提供の方式として、日本でもオプトアウト方式が望ましいとする議論を紹介した。その議論の前提は、「およそ人間は、見も知らない他人に対しても善意を持っている存在である」という「人間の本性」にあった。そこから、「死者の自己決定」に代えて、人間は生まれながらにして臓器提供を自己決定している存在であることが主張された。

この本性的な自己決定という主張は、最低限の常識的なサマリア主義を拡大しようとする試みだといえなくはない。それは、臓器提供が見も知らぬ他人への無償の善行だと無条件に前提し、その善さを万人に求めようとしているからだ。

この本性的な自己決定の主張は、トムソンが論じたような強制的な道徳的義務を設定するものではない。提供したくなければ、その意思は尊重されるとされている。

しかし、「善意」が本性的とされることで、個人の自発性は善意ではなく、それを裏切るときに発揮されるものとなる。「善きサマリア人」とは、行為の価値が逆転している。いわば、善さは死ぬことにある。そこには、本性的な生まれつきの決定という別種の強制が働いている。

この考え方が出てきたのは、理屈の上で臓器提供を小児の場合に認めることが難しいからだ。従来の法律は、生まれながらの自己決定を打ち出した報告書の言葉を使えば、「死者の自己決定」が臓器提供の前提となっていた。そのため、当人の書面による意思表示が求められ、臓器提供意思表示カード、いわゆるドナーカードの普及が図られてきた。

しかし、これまでも述べたように、この前提を認めると、小児の場合には提供は不可能となる。自己決定できるのは、判断能力のある大人だったからだ。

二〇〇九年七月に成立した臓器移植法改正案は、臓器提供者の年齢の制限を撤廃し、提供の条件を家族の同意だけに求めている。小児に関しては、保護者が代わって判断し、決定するほかはない。臓器提供者の年齢の制限を撤廃すれば、提供の条件としては、とりあえず残るのは家族の同意だけになる。これでどうやら、遅れていた日本も法的に先進国の仲間入りができる。

◉親ならどうして子どもの臓器提供を許可できるのか？

しかし、保護者の同意があれば、なぜ提供は許されるのか。

小児の場合、自分の子どもの命がどうやら助からない、あきらめなければならないということになったとき、親が身体の一部でも何とか残せないか、誰か苦しんでいる人のためになることをさせてあげられないかと思うことはあるだろう。時に、その思いはきわめて切実で、痛切なものかもしれない。

だが、親ならどうして自分の子どもの臓器提供を許可できるのか。

従来の臓器移植法が、脳死に関して死の自己決定という考え方をとってきたのは、そうした考え方をとりでもしない限り、臓器提供を正当化するのが困難だと考えられてきたからだろう。

だとすれば、家族や親の同意があるからといって、自動的に提供が認められるということにはなりにくい。臓器を摘出されるのは家族や親ではなくて、子どもである。自分の子どもとはいっても、子どもは別の人格にほかならない。

その点では、生まれながらの自己決定という理屈はよくできているといえるかもしれない。人間が死後に臓器提供すべく生まれついているとすれば、誰が同意するかは本質的な問題ではなくなる。この考え方でいけば、日本も完全にフランス並みだ。

これまで、脳死臓器移植だけではなく、生命倫理の問題では、自己決定という概念がほとんど常に登場してくるのを見た。特に判断に迷うような場合には、自己決定ということで、「当事者たち」に最終的な決定が委ねられてきた。そうした自己決定は、議論を打ち切る魔法の杖でもあった。

しかし、多くの場合、そうして持ち出された自己決定は、自分のことを自分で決めるというよりも、他人の命を決める理屈にほかならなかった。この場合の本性的な自己決定も、その点ではまったく変わらない。他人の命の扱いを決める理屈が、生命倫理の自己決定なのだ。

多くの人は、本性的な自己決定という考え方を初めて聞くと、ぎょっとするはずだ。少なくとも、臓器移植で人の命が助かるとしても、正面切って、生まれたときから、人間は臓器を提供すべく自己決定しているといわれると、ある種の違和感を抱く人が多いのではあるまいか。

ひとつには、そんな自己決定など、誰もした覚えなどないからだ。人間の本性による自己決定といわれても、そんなものは自分とは違う誰かが決めたものでしかない。それが違和感のもとである。

さらに、違和感は、臓器移植や現代医療が前提としている身体観にも関係しているはずだ。

アメリカで、臓器移植に関するもっとも早い立法案は、一九六八年に作られている。その法案は統一州法委員会によるモデル法で、「統一遺体贈与（ギフト）法」と名づけられていた。臓器移植はしばしば、命のリレー、命の贈り物だとされる。それは、アメリカのモデル法以来の考え方でもある。

　では、どうしてそうしたリレーや贈り物は成り立つのか。それは、人間の身体が有用な医療資源であるからにほかならない。臓器は資源だから、リレーもできるし、ギフトにもなりうる。その際、善意の有無は本質ではない。

　先に触れた二〇〇〇年の「臓器移植の法的事項に関する研究」報告書にあった人間は「死後に臓器提供をするべく自己決定している存在」という考え方も、人体の医療資源化の文脈で理解されるべきだ。その議論は、脳死臓器移植をめぐる議論では日本がはるかに進んでいたことを示すものだったともいえる。世界的には同様な考え方に立つ立法を行う国が出てきているとみることもできるからだ。

　二〇一八年、オランダで、一八歳以上の成人は原則として臓器提供者として登録する法律が成立し、二〇二〇年から施行されることが報じられた。法律では一八歳以上の成人に登録の意思を確認する通知を出し、六週間以内に拒否回答をしない場合には自動的に提供者として登録することになっている。従来のオプトアウト方式よりも一段と臓器提供を促進する法律である。そこには人体の公共資源化の流れがあることは明らかだろう。

　そうした流れは臓器不足が強調される国ではどこでも目立つようになっている。現在、生命倫理法の大改定の問題をめぐる議論が二〇一八年以来続いているフランスでも、法改正をいかにして臓器提供者数の増大に結びつけるかという問題が議論の焦点の一つになっている。そこで目立つのは、従来臓器移植に関して課されてきた匿名性・無償性・提供への同意といった原則を緩和しようとする圧力である。たとえば、医学実験スキャンダルなどによって条件とすることになった家族の同意について、同意するはずだという推定も有効と認めて、臓器移植を行おうという動きも出てきている。そうした動きについては、フランス国内でも身体の国有化につながるもので許してはならないという批判が出されている。今や、人体の資源化・国有化・公共財化を問わざるを得ないのである。

医療技術の進歩は人体をきわめて有用な資源として開発してきた。臓器移植はその典型である。人間がそうした資源として生まれてくることを認めなければ、本性的な自己決定は成り立たない。

人間は死んでも資源として役立つとすれば、望ましいという考え方は十分ありうるだろう。しかし、自分がひとつの資源であると正面切って認めよと迫られると、奇妙な感じがするはずだ。

資源であると認めることとは、自分が有用性は発揮するかもしれないが、単なる物にすぎないと認めることでもある。それが一面の真理をいいあてているにしても、身も蓋もない話である。そこで、善意といった衣が欲しくなる。なんといっても人の命が救われる。資源だからこそ、見知らぬ人の役にも立てる。それは善いことなのである。こうして無理矢理、常識的なサマリア主義は乗り越えられる。

ここには、生命倫理のさまざまな問題でよく出てくる論理がある。医療技術の進歩によって、人間の命をめぐって、従来ならば不可能なことが可能となってきた。そこで、可能ならしてよいのか、本当にそれがよいことなのかという問いを立てることは難しい。現実的な可能性は人の命にかかわるもので、ほとんどすべて自動的に善と見なされるからだ。

そうして、善意の衣をまとった可能性が、われわれにそれを選択するように駆り立てる。場合によっては、善意を見知らぬ他人や未来世代へと広げることは真剣に試みられるべきことではある。しかし、それが自己決定と呼ばれると、二重の居心地の悪さが誘発される。決定は他人の命を巻き込むし、お前は物だと認めよと迫るからだ。

驚きと慣れの問題

日本で一例目の体外受精児が誕生してからほどない頃に、医学研究者の川喜田愛郎さんは、おばあさんが孫を生むような可能性があることを「初めて聞いたときの驚きを忘れることができない」と語っていた。

川喜田さんによれば、その驚きは、「現代の技術は人倫の基本にある母性態の根底からの崩壊までもたらすポテンシャリティーをもつ」ことに対するものだったという。

そう指摘した川喜田さんは生命の尊厳といったことを大上段から振り回すような議論をしたわけではない。いわれたのは、さまざまな問題の可能性を冷静に考えてみる必要性だった。そうした問題のなかには、生まれてくる子どもをめぐる問題も含まれていた。

川喜田さんは、その問題を検討しながら、生殖技術による生命への人為的介入が明らかに精神的な人体実験であると述べている。そして、どうして身体についてだけ人体実験がきびしく禁じられ、精神的人体実験が見過ごされているのかという疑問が提示されていた。

しかし、そうした疑問は、試験管ベビーをめぐるマスコミの熱狂が収まるとともに、どこかに消えてしまった。今では、おばあさんが孫を産んでも、川喜田さんほどには驚けない。疑問は、当事者たちの自己決定で、どこかに追いやられる。

それはもちろん、技術が珍しくなくなったためでもある。現在では、体外受精について、一九七八年のルイーズ・ブラウン誕生時と同じ不安を語る人はほとんどいないだろう。体外受精の実施数は、日本でも着実に増加し、今では年間、生殖技術の利用による出産は他の技術も含め、五万五千件を超えるまでになっている。いまさら、自然の摂理に反するといわれても、ピンと来ない。

科学技術は広く使われていくことで、驚きを消し、慣れを作り出す。普及するのは、その技術が安全性の問題をそれなりにクリアしているからだともいえる。体外受精も実施数が増えるにつれて、人の手が加わるとはいっても、自然な出産と比べて、異常が多く発生するわけではないらしいことがわかってきた。そうでもなければ、体外受精は広く利用されることなどなかったはずだ。

技術は一時的によさそうに見えても、弊害が大きすぎると淘汰される。たとえば、第三章で登場した脳の前頭葉の一部を切除するロボトミー手術である。

この一九三五年に考案された手術は、精神病の画期的治療として世界中で広く行われ、開発者はノーベル医学賞まで受賞した。しかし、今ではまったく廃れている。手術を受けた患者の副作用が大きすぎるし、治療としての根拠もないことが明らかになったからだ。

こうして、なにを心配する必要があるものかといった話にもなりそうである。技術が進歩すれば、悪貨は駆逐され、すべてうまくいく。そうした技術の予定調和や自然淘汰といった考え方がなければ、善意を拡大しようとする議論も登場しにくいはずだ。問題は技術にあって、倫理にはない。

もちろん、予定調和が成り立つにしても、危ない技術がすぐさま淘汰されるわけではない。ロボトミーも完全になくなったのは、一九八〇年になってからだ。それまでは、犠牲者が大量に生み出されていた。それに、すべてが慣れの問題に解消できるわけではない。たとえば、川喜田さんがいっていた精神的な人体実験としての側面は、慣れですむ話ではないだろう。しかし、技術普及の予定調和説、自然淘汰説によって、そうした疑問などかき消されそうな気配が濃厚である。技術が普及すれば、慣れが生じる。慣れてしまえば、当初の懸念の多くは杞憂にすぎなかったことが判明するというわけである。

●あきらめない社会

これまでも見てきたように、人為の介入が可能になると、自然な関係が崩れ、あたりまえが通じなくなる。それは、従来は人の手が届かない、人間の意志を超えているとされていた部分、つまり自然に人の手が及んだ結果だった。

一般に、科学技術の進歩とはそれまで不可能であったことが、可能となることを意味する。つまり、技術が進歩すれば、それまでは仕方がないとあきらめていたことをあきらめなくともすむのである。

自然や運命として甘受してきたものを何とかコントロールしようという人間の意志の現れが技術である。その意味では、自然性を駆逐する努力が技術だといえる。

自然だから仕方がない、あきらめる、というのではないから、進歩もあるわけだ。そこには、自然をコントロールし、改変しようという人間の深い欲望を見ることができる。その欲望が技術の進歩を促し、進歩した技術は実現の可能性をさらに広げて、欲望に拍車をかける。

もちろん、そうした科学技術の営みに、人間の崇高さがあることは間違いない。そこにあるのは、何があってもあきらめないという精神である。それが現在私たちが享受している科学技術の恩恵を生み出してきた。同じことは、今後も期待してもよいはずである。

「知は力なり」という言葉がある。一七世紀のイギリスの思想家、フランシス・ベーコンのキャッチフレーズとされる言葉である。この「知」とは、一七世紀に登場しつつあった自然科学を指していた。

キャッチフレーズは新たな学問が技術的力を目指すことを標榜したもので、科学技術の特徴を端的に表している。ベーコンによると、力としての知が自然に対して向けられることで、自然支配の人間王国が確立される。そうすることで、人間の福祉は無限に増大する。科学技術は自然を支配する力である。そこに人間の幸福はかかっている。こうして、科学技術への期待が生まれ、技術の進歩が期待に拍車をかけることになる。

しかし、ベーコンは「自然は服従することによってでなければ、支配されえない」とも述べていた。つまり、科学技術による自然支配は、自然に服従しなければ実現できないというのである。実際、自然を完全に駆逐することは、不可能である。人間が生物である以上、自然を完全になくすることはできないのは、理の当然だからだ。

問題は、この理の当然が当然に見えなくなりそうな気配が漂いつつあるところにある。現代の社会は「仕方ない」がない社会、なにがあってもあきらめない社会というわけだ。

このあきらめのなさこそ、問題を背後で動かしている。その力は、生命倫理と呼ばれる問題のおそらくすべてに指摘できる。医療資源としての人体の発見、開発にも同じ力が働いている。その力を押しとどめることは、不可能だろう。それこそ本性的な欲望で、人間のコントロールを超えているように思えるからだ。

問いは開かれている

では、どうすべきなのか。

まず、技術の現状に合わせて、とりあえず技術を安全に受容していく道を、そのつど探る努力が重要である。先はともかく、とりあえずの問題に対応することで、人間は生きていくしかないからだ。

たとえば、生殖技術をめぐっては、第六章で見たように、もし法律を作るとすれば、「真摯な希望」と「社会一般の倫理的感情」の双方が折り合えそうな地点を何とか見出していくしかないだろう。自然主義と契約主義、法的規制と自己決定のどちらか一方だけではなく、その中間の道を何とか探る形で、これからも社会は動いていくはずである。

ただし、無理矢理、何でも自己決定で正当化するようなことは避けるべきだ。自己決定は、時に個人がそれこそ命をかけても守るべきほど大切なものである。だからといって、他人の命まで巻き込むようなことをすれば、その大切な自己決定というフィクションは崩れてしまうはずだ。その点では、シンガーではないが、何よりも正直さが求められているのである。

しかし、そうした道を探る具体的で地道な努力、つまり、法をはじめとする社会制度を調整し、対応していくだけで十分ということにはならないだろう。正直に見つめれば、問題は、科学技術と社会とを突き動かす人間の深い欲望にかかわっていることがわかるはずだからだ。

つまり、あきらめない社会のなかで、人の命の問題はどのような帰趨をたどろうとしているのか、そのありさまを確認していくこともまた必要である。人間の行く末を考えながら、科学技術と社会との関係を明らかにしなければならない。それはきわめて迂遠な道だし、その道を行っても、単純明快な答えが得られて、すっきりすることにはならないだろう。

しかし、そうした迂遠な考察、人間が正直になったとき、なにを目指そうとしているのかを見つめ直すことである。

わたしたちはどこへ向かおうとしているのか。人の命をめぐる生命倫理の問題は、今やそうした問いを問うことが必要なところまで来ているように思われる。

第一四章

あなたは将来、どのような世界を望みますか？

——科学技術が見せる世界とわたしたち

◉――パリの舗道での戦い

二〇一八年夏、パリのあちらこちらの街路に、ステンシルを使って吹き付けられた落書きが出現した。舗道には白く文字が浮かび上がっていた。

「父親なしの生殖補助医療／六一％が反対／二〇一八年六月、フランス世論調査研究所世論調査／バカげた法律／もうたくさんだ」

その数日後、今度は、その落書きが黒く消され、横に別のステンシルで新たな言葉が吹き付けられた。

「万人のための生殖補助医療／終わりなき愛」

フランスでは二〇一三年に同性婚を認める法律が、当時のオランド大統領が署名して成立した。この合法化をめぐっては、賛成、反対の大規模なデモや過激な抗議活動で世間は沸き立った。対立はその後も収まることなく続いてきた。それが、二〇一八年から再び激化したのである。

オランドに続く大統領マクロンは、二〇一七年の大統領選で女性のカップルへの提供精子の利用容認を公約として掲げた。女性の同性カップルさらには独身女性も精子提供によって子どもをもてるようにするというのだった。「父親なしの生殖補助医療」とはそれを指す。

法律では生殖補助医療の利用は病理学的理由がある場合に限定されており、配偶子（精子・卵子）の提供は無償・匿名を原則としていた。その法律をどう変えるのか、激しい論争がおこり、二〇一三年の対立が再燃することになった。その結果が舗道上の落書きの応酬だった。

第七章でも触れたように、第三者からの精子提供についてフランスでは、別の面からも大きな話題となっていた。いわゆるＡＩＤ（非配偶者間人工授精）で生まれてきた人が実名を明かし、自分の生物学的父親を知る権利を法律で認めるようにと運動を展開してきていたからである。そうして社会の関心が集まっていたところに、同性婚の問題が加わるようになった。

『ル・モンド』なども「デリケート」と呼ぶ問題をマクロンがわざわざ取り上げて公約に組み込んだのは、フランスの大統領選の翌年に生命倫理法が改正されることになっていたからでもある。

◉――フランス生命倫理法改正と生命倫理三部会

生命倫理問題に法的規制をかけるということでは、フランスは先進国の中でもパイオニアだった。生命倫理法は具体的議論が一九八〇年代から開始され、一九九四年に制定された。法律には「人体の尊重」、それに「人体の不可侵性」、「人体を財産権の対象とすることの不可能性」、「同意の義務」といった原則が示された。

尊重の対象を人間ではなく、人体としているところにフランスの独自性を見ることができる。そのため、女性カップルへの第三者からの精子提供は認めるから、男性カップルには代理母によって子どもをもつことも認めようという話にはならないことになる。どういったカップルが依頼するにせよ、代理母は女性の身体を単なる道具として利用するもので、「人体の尊重」原則に反するので許されないというのである。

フランスは憲法も含め、法律を頻繁に改正する。生命倫理法も何度も改正されてきたが、二〇一一年に改正されたときに次の大改正は七年後で、改正作業には「生命倫理三部会」による議論を先行させることになっていた。

「三部会」といえば、一七八九年に召集されてフランス大革命に結びついた全国三部会のことを思い出す方も多いかもしれない。この制度の起源は中世にあり、最初の全国三部会の招集は一四世紀初頭になる。社会は僧職、貴族、平民の三つの身分から成り、その各身分の代表者を構成員とする三部会での決定は社会全体の総意を表すものとされてきた。

そうした三部会の設置が生命倫理法改正をめぐって義務づけられた。それは、生命倫理に対応するには社会的総意をもってあたる必要があると考えられたからにほかならない。問題は社会全体にかかわっている。専門家のみならず、市民全員が問題を検討すべきなのである。

フランス「生命倫理三部会」は二〇一八年一月に始まり、短期集中で多様な活動を展開し、四月末に終了した。地域（レジオン）ごとに倫理問題を議論する場が設定され、専用のサイトによる全国民対象のアンケートや各種公聴会、全国市民委員会などが行われた。

三部会を主催したのはフランス国家倫理諮問委員会（ＣＣＮＥ）である。委員会は一九八三年にミッテラン大統領によって創設された独立機関である。任務は「生物学・医学・保健の領域における認識の進歩によって生じた倫理的問題と社会的問題に関して答申を出すこと」にある。ＣＣＮＥは六月に答申に準ずる「報告書」を議会に提出した。それを受けて国会で法改正の議論が開始されることになった。

「われわれはいかなる世界を望むのか」

改定作業は当初の予定よりも大幅に遅れ、新しい生命倫理法の成立は二〇二一年にまでずれ込んだ。コロナ禍だけではなく、女性への精子提供で国論が二分されたままであったことの影響も大きい。二〇二一年二月三日の元老院（セナ）の審議では、当初の話とは違って、女性への精子提供は独身にも同性カップルにも認めないという修正が可決されたが、まだ改正法の成立までには至っていない。

このフランスでの生命倫理法改正の動きを見ると、現在、生命倫理の問題が私たちにとってどのような意味をもっているのかがよく分かる。

法改正の出発点となった「生命倫理三部会」について、ＣＣＮＥの「報告」は次のように説明している。

「科学研究の応用、より広くはその応用と結びついた技術について、使用の是非を問うことが大きな倫理的課題となっている。われわれが必要とする新たな世界は十分な検討を経た後にはじめて構築されるべきなのである。こうして、科学の研究課題や生物医学分野のイノベーションの意味、それがどのように利用され、どのような影響が生じうるのかを明らかにすることが生命倫理的考察の核心をなすことになる。それらの解明が二〇一八年生命倫理三部会の目的である」

こう述べたCCNEは今回の「三部会」に課せられたテーマとして九つをあげている。まずは科学と技術の進歩に関わる七テーマである。

（一）ヒト胚・ヒト胚性幹細胞研究、
（二）遺伝子検査・ゲノム医学、
（三）臓器提供・臓器移植、
（四）ニューロサイエンス（脳神経科学）、
（五）医療にかかわるビッグデータ、
（六）ＡＩ・ロボット化、

（七）健康と環境、

それに、社会的関心の高いテーマが二つ加わる。

（八）生殖、

（九）終末期ケア

ＣＣＮＥによると、この二つは厳密には科学技術の発展に伴う生命倫理の問題とはいえない。しかし、いずれも社会的関心の高さから、今回の法改正を機会に社会の意見を聴取するのが良いと判断したという。

このように、広範囲にわたるテーマが生命倫理三部会議には与えられていた。本書でこれまで取り上げてきたような問題だけではなく、ビッグデータ、ＡＩ、環境といった問題もテーマとされている点が目を引く。問いは狭義の医療や生命科学というよりも、私たちの社会の将来に直接かかわる科学技術にまで及んでいる。実際、フランスのＣＣＮＥは今回の生命倫理三部会の全体的テーマを「われわれはいかなる世界を望むのか」という問いに集約している。

科学研究とその技術的応用の発展は私たちの世界にますます直接的な影響を及ぼしている。そうした科学技術をどのように展開していくかを考えるためには、社会全体の将来構想が不可欠なはずである。

たとえば、これまでも見てきたように医療をめぐる問題には経済的な背景が決定的な影響を及ぼしている場合が多い。地球の有限性をさまざまな場面で真剣に受け止めなければならなくなっている。そうだとすれば、経済成長一辺倒のやり方はいつまでも維持できないことは明らかだろう。

では、それに代わるどのような見通しが可能なのか。人類は現在、大増殖期を終え、安定平衡期という高原のとば口に立っているという社会学者の見田宗介さんのような見方もある（『現代社会はどこに向かうのか――高原の見晴らしを切り開くこと』岩波新書）。見田さんによれば、その高原からの見晴らしを今やわたしたちは切り拓くべきなのである。「われわれはいかなる世界を望むのか」という大きな問いを立てることが今や不可避なのである。それが私たちに開かれている問いにほかならないだろう。

そうした問いの一例として、本書の最後に、ゲノム編集と呼ばれる技術にまつわる問題を取り上げておきたい。

●ゲノム編集技術

ゲノムはもともと遺伝子の全体を意味する言葉である。そのため、ヒトゲノムは人間という生物種にとって必要な遺伝情報のすべてを指すことになる。人間の場合、ヒトゲノムは細胞の核に含まれる二三組の染色体（第三章図表4参照）に収められている核ゲノムと細胞の核の外にあるミトコンドリアに含まれているごく少数のミトコンドリアゲノムから成る（ヒトゲノムといったときに、ミトコンドリアゲノムを除外する場合もある）。

遺伝情報を担っている物質がＤＮＡ（デオキシリボ核酸）である。ＤＮＡは二重らせん構造をしており、デオキシリボースとリン酸、それに四種類の塩基Ａ（アデニン）、Ｔ（チミン）、Ｇ（グアニン）、Ｃ（シトシン）から成る。遺伝情報はその四種類の塩基の並び方で決定されており、Ａ、Ｔ、Ｇ、Ｃの四つの文字で書かれている暗号文書といったイメージで説明されることが多い。一九九〇年にヒトゲノムの全塩基配列を明らかにしようと始まったヒトゲノム解読計画は二〇〇三年に完了し、現在その塩基配列の意味を読み解く作業が進行中である。Ａ、Ｔ、Ｇ、Ｃから成る暗号文書は手に入ったが、その解読はまだこれからである。

さて、ゲノム編集とはゲノムの任意の部分を、暗号文書の一部を編集するように、削除、置換、挿入する技術である。遺伝子に直接働きかけて遺伝情報を変えてやることができるとされる。

一九七〇年代以降使われてきた従来の遺伝子組換えは生物から特定の遺伝子を取り出し、目的に合うように加工して、別の生物や細胞に組み込み、その生物や細胞を体内に戻してやって必要な遺伝子が働くことを期待するものだった。しかし、加工した生物や細胞をDNAの狙った場所にきちんと送りこむことがなかなかできなかった。

状況は一九九六年にゲノム編集技術が登場することによって一変する。ゲノム編集では人工の制限酵素（ヌクレアーゼ）を使ってDNAの特定部位を切断することが可能である。精度が格段に上がったのである。

ゲノム編集は、DNAを切る鋏にたとえられるヌクレアーゼに何を使うかによって、第一世代、第二世代、第三世代と進化してきた。CRSPR／Cas9（クリスパー・キャスナイン）という第三世代の原理が登場したのは二〇一二年のことだった。ヌクレアーゼ（キャスナイン）をDNAの狙った配列に導くRNA（核酸）（クリスパー）に結びつけた新発想のツールが開発されたのである。

第一世代、第二世代のツールは今も使われている。しかし、クリスパー・キャスナインの登場によって、ゲノム編集技術の利用は一挙に拡大する。それまでと比べるとゲノム編集が格段に行いやすくなったからである。高度な知識や技術は必要がない。しかもきわめて安価である。高校生でも少し勉強すれば利用できるという。個人が自宅でゲノム編集をすることができるというので、DIYバイオという言い方も生まれた。

クリスパー・キャスナインによるゲノム編集はヒト・マウス・ラット・ブタ・ゼブラフィッシュ・センチュウ・ショウジョウバエなど動植物のほとんどすべてを対象に、培養細胞・ES細胞・iPS細胞・受精卵などあらゆる細胞に利用できる。こうして基礎研究から臨床応用に至るまで、すさまじい勢いで多様な展開が図られ、関連論文数も指数関数的に増加することになった。クリスパー・キャスナインの原理発見に寄与したエマニュエル・シャルパンティエとジェニファー・ダウドナの二人は早くも二〇二〇年にノーベル化学賞を受賞した。

生物の品種改良の新展開

ゲノム編集技術の利用では、動植物の品種改良が一番身近なものかもしれない。ゲノム編集は新しい遺伝子に置き換えたり、入れ替えたりできる技術ではあるが、とりあえずは狙った遺伝子配列を切るだけでも大きな威力を発揮する。切れば特定の遺伝子が働かなくなり、その遺伝子が制御していた現象に変化が起こる。

ベルジャン・ブルーという筋肉量が通常の二倍で、肉の脂身が少ないベルギー産の牛がいる。この牛はもともと突然変異で生まれた。それを一九世紀に交配を重ねて増やしていき、品種として確立したのである。ちょうど、突然変異で人間に都合のいい動植物が誕生すると、それを交配によって固定し、利用するといった育種方法が普及し始めていた時代の話である。

品種改良、育種はもともとは偶然に起きる突然変異に頼るところが大きかった。しかも狙った品種を作り出すには、幾世代にもわたる長い時間が必要だった。一九三〇年代に入ってからようやく、放射線によって遺伝子変異を起こす方法が新たな品種改良法として使われ始める。そこに遺伝子組換え技術が加わり、一九九〇年代半ば以降、遺伝子組換え作物が世界で商業化されるようになってきた。さらにゲノム編集技術が登場し、遺伝子改変の効率が格段にアップすることになった。

ベルジャン・ブルーの筋肉量が多くなったのは筋肉の増加を抑えるミオスタチンという遺伝子が働かなかったためである。そのため、ミオスタチンをゲノム編集技術で切ってやれば、筋肉量の大きな個体が得られることになる。二〇一五年のアメリカで通常の倍の大きさのサケが作られたことが報じられた。そのサケは捕食者として強力すぎてそのままでは自然界に放せない。しかし、養魚場で生産していけば、食卓にのぼる可能性があるということだった。日本でも同様の試みは行われてきており、限界まで肉量を増やしたマッスル・真鯛がすでに登場している。

特定の遺伝子を切って、働かないようにする手法はさまざまな形で使われている。生まれるヒヨコをメスだけにしたり、人の血圧上昇を抑える物質（ＧＡＢＡ）を豊富に含むトマトが開発されたりしている。ギャバ・トマトは二〇二〇年一二月には日本で初めて承認され、市場に出回るようである。

ゲノム編集技術は農業や漁業、畜産業の分野での品種改良、育種に大きな変化をもたらす可能性がある。世界的に激しい開発競争も開始されている。日本政府も二〇一八年の閣議決定で総合イノベーション戦略を発表し、この分野でのゲノム編集技術の利用を推進する方針を打ち出している。

いわゆる遺伝子組換え生物については日本でも食品衛生法で安全性を審査するように定め、規制を行ってきた。友人のゲノム編集技術研究の第一人者の話からすると、そのことが研究者や行政にとって大きな「教訓」となっているようだ。

二〇一九年三月に厚労省はゲノム編集生物の多くを遺伝子組換え生物の枠組みに入れない報告書を出した。報告書は、ゲノム編集で遺伝子をただ切っただけの場合や、導入遺伝子がごくわずか（一〜数塩基の変異）の場合には、遺伝子組換えにあたらず、安全性審査は必要ないとしている。その種のゲノム編集技術の利用は従来の育種が依存していた突然変異と変わらない、自然に起こる変化で、安全性に問題はないという理屈のようである。確かに自然界での突然変異と変わらないといえる場合はあるにしても、この理屈はかなりトリッキーとも思える。ともかく、こうしてゲノム編集生物は総合イノベーション戦略に適うものとなった。

すでに述べたようにゲノム編集技術の登場によって遺伝子改変技術は格段に精度をあげた。技術的には特定のDNA配列どころか、DNAを構成する塩基の一つだけを置き換えることのできる「塩基編集」といった技術も登場しており、編集の標的はさらに細分化できるようになっている。

しかし、ゲノム編集技術は完成された技術ではない。精度が上がったとはいっても、遺伝子の切断、置換、挿入が確実に、間違いなく行えるわけではない。狙ったのとは違う遺伝子部分を改変するオフターゲットや、改変された細胞とされない細胞とが混在するモザイクと呼ばれる現象が起こることが知られている。そのうえ、ゲノム編集を施した変異かどうかを後から突き止めることはほとんど不可能である。しかも、導入される改変は不可逆的で、万一問題が生じた場合、対応のしようがなくなる恐れが高い。

原理的なことをいえば、遺伝子については完全に解明されているわけではないのだから、特定の遺伝子の発現を阻害することがどのような結果をもたらすかは現在の科学の水準では分からないはずである。人間は全知全能にはなりえないのだから、当然である。少なくとも現時点では、ゲノム編集技術のもたらす結果についてはわからぬことも多いのは事実だろう。しかし、そうした疑念を社会にとって大きな有用性をもつと期待される新たな遺伝子技術に対して持ち出すことは悪しき原理主義として退けるべきなのだろうか。

二〇一九年一〇月にアメリカでゲノム編集で誕生した牛が殺処分後に焼却されたことが報道された。牛は事故防止のために角をもたずに生まれてくるようにゲノム編集されていた。角のない牛は安全に育てることができるので畜産家にとっては理想的だという。その期待に応えるために新しい牛は研究開発された。ところが、研究者が食肉にするのに問題がないか確認するためにＦＤＡ（米国医薬品局）に調査を依頼したところ、存在するはずのないＤＮＡ分子が発見され、五頭が殺処分、焼却処分となったのである。食品の安全性を懸念してのことだったという。

しかし牛を処分した研究者も、ゲノム編集技術の応用可能性を否定したわけではない。ゲノム編集技術を利用することで、遺伝子の働きなどを明らかにするだけではなく、気候変動や病気に強い家畜や有用な物質を生産する微生物や植物を作り出せるかもしれない。

また、新しい品種を生み出すのではなく、特定の生物を絶滅させるのにもゲノム編集は利用可能である。

多くの人命を奪うマラリアやデング熱、ジカ熱は蚊によって媒介される。その蚊を遺伝子ドライブで撲滅する計画が立てられた。遺伝子ドライブは特定の遺伝子を自然の場合よりもはるかに多くの割合で次の世代に受け継がれるようにする技術である。二〇一八年に発表された研究によると、遺伝子ドライブを利用して、ゲノム編集技術を用いてメスが生まれないように遺伝子改変を行うと、短期間（八世代）で蚊は絶滅するという。そうすれば、蚊が媒介する恐ろしい伝染病も消滅することになる。ただし、そうした蚊を自然界に放した場合、生態系にどのような影響が生じるのかは予測がつかない。ここでもやはり全体を知ることはできないことによる原理主義的疑問は出てくる。

一般的にはゲノム編集技術が未来の世界にもたらす利益を無視することはできないはずである。しかし、全知全能にならずとも技術を上手にコントロールすることはできるのだろうか。

◉——遺伝子治療の展開とゲノム編集技術

医療分野へのゲノム編集技術の応用の試みはすでにより臨床に近い場面でも始まっている。

病気には遺伝要因と環境要因の双方が関係している。ケガのような偶然の環境だけに左右されそうなものでも、しやすい人とそうでない人はいるし、遺伝病の原因遺伝子をもっているからといってまったくの例外なしに発症するわけではない。しかし、おおよそ遺伝子が原因となって起こるといってよい病気は多数ある。一つの遺伝子が原因の単一遺伝子疾患という病気もある。そうした病気なら、遺伝子の欠陥を取り除けば、治るはずである。そのアイデアは遺伝子組換え技術が登場した一九七〇年代頃にはすでにあった。しかし実現は容易ではなかった。

正式な遺伝子治療と目されるものは一九九〇年のアメリカで実施される。対象はADA（アデノシンアミナーゼ）欠損症と呼ばれる先天性の免疫不全症候群の患者だった。遺伝子に変異があるとADAという酵素がうまく作れず、免疫系が働かない。そのため通常の環境だと患者はたちまち感染症にやられ、命の危険にさらされる。患者は無菌状態の風船のようなところで生活しなければならないというので、バブル・ボーイと呼ばれたりした。

ＡＤＡ欠損症患者にはＡＤＡを薬で補う対症療法も行われてきたが、効果が長続きしない。遺伝子治療は変異のないＡＤＡ遺伝子を組み込んだ細胞を患者の体に戻してやって、患者が自分でＡＤＡを作り出すことができるようにしようというのである。当時、この手法は遺伝病の原因を断つ究極の根治療法の登場としてもてはやされた。二〇〇五年に北海道大学でも試みられ、日本の遺伝子治療第一号となり、成功したとされる。

しかし、その後、遺伝子治療はなかなか普及しない。正常な遺伝子や正常な遺伝子を組み込んだ細胞を患者の体内に運んでやるベクターが思い通りの働きをしてくれなかったし、ベクターとして使われるウイルスには無視できない副作用が伴ったりしたからである。

一九九九年、遺伝子治療で初の死者が出る。先天性代謝異常の患者で、当時一八歳になったばかりのジェス・ゲルシンガーが遺伝子治療の臨床研究に参加中に死亡したのである。ベクターのアデノウイルスの大量投与が原因だとされる。この実験研究はインフォームド・コンセントの取り方などに問題があったことも判明し、研究チームのリーダーで遺伝子治療のスターだったペンシルベニア大学ジェームズ・ウイルソンは責任を厳しく問われることになった。結局、ウイルソンが所長のヒト遺伝子治療研究所も閉鎖された。

さらに二〇〇二年のフランスでも、患者が次々と白血病を発症し、遺伝子治療が中止となる事件が起こる。治療は先天性免疫不全を対象に行われたもので、当初成功したとされていた。しかし、開始二年後から、患者に白血病の発症が相次いだのである。正常な遺伝子を運んでくれるはずのウイルスベクターが正確に働かず、ガン遺伝子を活性化したのではないかと考えられている。同じような白血病の発症例は二〇〇七年にイギリスの遺伝子治療でも報告されている。

遺伝子治療はそれでもさまざまな試みが継続され、二〇一〇年代に入ると定着しつつあるとされる。ベクターの安全性が向上したことが大きいという。医療の進歩は尊い犠牲の上に成り立つということかもしれないが、その言い方は被害の当事者への想像力を欠いている。ともかく、そうした遺伝子治療にゲノム編集は新生面を切り拓くことが期待されている。従来とは違って、狙った遺伝子の改変を可能とするからである。

ゲノム編集を応用した最初の臨床研究は二〇一四年にアメリカ・カリフォルニア州のサンガモ・バイオサイエンスという企業から報告された。HIV（ヒト免疫不全ウイルス）感染者の治療が目的だった。治療は患者の血液からT細胞を取り出し、ゲノム編集技術によって細胞表面にあるCCR5というタンパク質を破壊し、それを患者に戻してやるというものである。免疫不全を引き起こすHIVはT細胞に侵入する際に、CCR5を手掛りとする。そのCCR5をなくせば、HIVは細胞内に侵入できず、感染も起こらない。

ゲノム編集を用いた遺伝子治療はこのHIV治療に始まり、先天的代謝異常のムコ多糖症や各種のガンを対象に臨床試験が広がりつつある。体外に取り出した細胞にゲノム編集を行って体内に戻すやり方以外に、体内で直接ゲノム編集を行って治療を試みる方法も考えられている。

人を対象としたゲノム編集治療はアメリカ以外の国でも試みられている。特に目立つのは中国である。中国は二〇一六年に発表した一五カ年にわたる「国家イノベーション駆動発動戦略要綱」で「ゲノム編集」を重点項目とし、「中国国民経済・社会発展第一三次五カ年計画」の国家戦略に組み込んでいる。二〇一七年の段階で八六名の患者にゲノム編集を利用した治療が施されたことが報道されている。この分野でのイノベーション戦略では中国は日本のはるか先を行っている。

●ヒト生殖系列細胞のゲノム編集

ゲノム編集は人間の遺伝子を直接改変する。そのため、治療であっても遺伝子操作は精子・卵子・受精卵といったヒトの生殖系列細胞は対象としないというのが国際的な了解となってきた。改変が次世代に受け継がれ、人類改造とならないようにするためである。遺伝子治療はもっぱら体細胞だけに限定すべきなのである。しかし、この国際的な了解事項はあっさり破られてしまう。

　ヒト受精卵の遺伝子改変が行われたことが論文として発表されたのは、二〇一五年四月二三日である。『毎日新聞』は、中国の中山大学のチームが「患者から提供を受けた成育できない受精卵」を使って「ゲノム編集技術」による世界初とみられる遺伝子改変を試み、一部で「狙った遺伝子の改変を確認した一方、目的外の遺伝子を改変してしまったケースもあり、臨床応用にはさらなる検証が必要と結論付けた」と報じている。

　研究で用いられたのは体外受精で得られた受精卵のうち、二精子が受精し、前核が二ではなく三になった受精卵である。体外受精では二〜五パーセントの割合で複数の精子が受精した受精卵が生じる。日本でもそうしてできる三前核受精卵が毎年一万個以上発生するものと推測されている。三前核受精卵は胚盤胞を形成することもあるが、一般に正常な発達はできず、子宮に戻しても赤ちゃんが生まれることはないとされる。そのことがこの受精卵を使った遺伝子改変の正当化の理由の一つになっている（ちなみに、当時は日本でも二精子受精三前核卵を使用した別の種類の実験報告がネットに掲載されていた）。

　中山大学の実験では、ベータサラセミアという遺伝病治療を目的に、遺伝子改変が試みられた。論文によれば、狙った遺伝子の切断については有効と認められたものの、標的外の切断（オフターゲット）も多いと考えられた。また、編集後の胚には、遺伝子が修復された細胞とされなかった細胞との混在（モザイク）も認められたという。

研究チームによれば、ゲノム編集技術は基礎研究と臨床応用の双方にとってきわめて大きな将来性がある。しかし、現状では、ヒトの初期胚における遺伝子修復メカニズムやゲノム編集技術の有効性と問題点について未知の部分が多い。そこで、今回のようなヒト受精卵改変研究が喫緊の課題だとし、実験の正当性が主張されていた。

しかし、中山大チームの論文が刊行されると、批判が相次いだ。たとえば、米国遺伝子細胞治療学会と日本遺伝子治療学会は二〇一五年八月に「ヒトゲノム編集についての声明」を発表し、「安全性と倫理的懸念から」子孫に受け継がれるような生殖系列の改変には「強い反対の立場」を打ち出している。さらに、ノーベル賞受賞者で分子生物学をけん引してきたデイヴィッド・ボルティモアとポール・バーグの二人やその他ダウドナなどの研究者たちの呼びかけで、二〇一五年一二月一日から三日にかけて米国ワシントン市で、「ヒトゲノム編集国際サミット」が開催されることになった。

二〇一五年、第一回ヒトゲノム編集国際サミット

「ヒトゲノム編集国際サミット」を主催したのは米国科学アカデミー、米国医学アカデ

ミー、英国王立協会それに中国科学アカデミーだった。議長はボルティモアが務めた。

会議が最終日に出した「ヒト遺伝子編集について、国際サミット声明」には四つの結論が示されている。

第一に、集中的な基礎研究と前臨床研究によって、ヒトの細胞での編集技術の開発、臨床利用に伴うリスクとベネフィットの評価およびヒト胚・生殖系列細胞の生物学的理解を目指さなければならない。第二に、ゲノム編集をヒトの体細胞に適応する臨床研究と治療は有望、有益で、既存の遺伝子治療に対する規制の枠組みで対応しながら、推進すべきである。しかし、第三に、生殖系列細胞の臨床研究と治療には多くの課題が残っており、現時点では時期尚早である。最後の第四として、継続的な国際的な意見交換の場を設け、あらゆる国と「生物医学の科学者、社会科学者、倫理学者、医療提供者、患者とその家族、障害者、政策立案者、規制当局、研究資金提供者、宗教界指導者、公共の利益の代弁者、産業界の代表者、それに一般市民のメンバー」が参加して議論することによって、各国間の協調をとるべきである。

この結論のうち、もっとも紙幅が割かれているのは第三の生殖系列細胞の改変の問題である。そこでいわれるゲノム編集技術をめぐる多くの課題とは、

（一）オフターゲットやモザイクといった編集技術の技術上の問題、
（二）遺伝子改変の有害な結果を予測する難しさ、
（三）個人のみならず将来の世代への影響を考える義務、
（四）人間集団にいったん導入した改変を元に戻すのは難しいという事実、
（五）恒久的エンハンスメントによる差別や強制、
（六）人間の進化を意図的に変更することについての道徳的・倫理的検討

の六つである。

これらの課題の多くは原理主義的疑問と呼んだものに関わっている。それらがあるため、ゲノム編集技術の安全性と有効性の問題が解決され、「提案された技術応用の妥当性について広い社会的コンセンサスが存在する」のでなければ、生殖系列細胞の改変の実施は無責任とならざるを得ないとされた。しかし、この「声明」は同時に「科学的知識と社会的見解は進化するのであるから、ヒト生殖系列細胞の編集の臨床利用は定期的に見直されるべきである」と留保もつけていることには注意すべきだろう。

この第一回となる国際サミットでは人を対象とする研究や応用では、従来の体細胞／生殖細胞という区別の重要性を再確認しながら、その結論の第一にあるように、ヒト胚・生殖系列細胞についてはむしろ集中的な基礎研究と前臨床研究を推奨している。残る社会的、倫理的課題について検討しながら、ヒト生殖細胞については研究を積極的に推進しようというのである。実際、中国の中山大学のチームの論文発表に続いて、翌年には二精子受精卵を対象とした第二例目の実験研究が報告され、さらに翌二〇一七年には正常なヒト受精卵にゲノム編集を用いた第一例が中国から報告され、第二例目の報告がアメリカからすぐに出されている。集中的な基礎研究と前臨床研究はすでに実現されつつある。

◉――ゲノム編集ベビーの誕生とその背景

二〇一八年一一月二六日にAP通信は中国の研究者がゲノム編集した受精卵から双子の女の赤ちゃんを誕生させたと主張していることを報道した（その後、遺伝子改変した受精卵から誕生したのは三人であることが発表された）。その研究者、賀建奎《がけんけい》によれば、改変したのはHIVの感染に関わる遺伝子だという。発想はすでに見たHIVの遺伝子治療と同じである。二日後には香港で第二回ヒトゲノム編集国際サミットが開催されることになっており、双子誕生の発表はそれに合わせたものであることは明らかだった。第二回のサミットはこの話題に席捲されてしまう。

賀はサミットにも登壇して報告を行っている。報告が正しいとすれば、遺伝子改造の人間がついに誕生したことになる。報告には日本も含め、世界中から批判、非難が寄せられた。中国政府もすぐに遺伝子改変ベビー誕生は法律で禁止されているという声明を出している。WHOからも翌二〇一九年には遺伝子操作した人間の誕生を認めることのないよう、世界各国に求める声明も発表された。同年末にはすでに大学を解雇されていた研究者に懲役三年の実刑、罰金三〇〇万人民元（約四七〇〇万円）の罰金刑が科されたことが報道された。

いうまでもなく、ゲノム編集ベビーは、第一回ヒトゲノム編集国際サミットで六つにまとめられていたゲノム編集技術をめぐる技術的、社会的、倫理的課題が解決されて誕生したわけではない。一九七〇年代の遺伝子組換え技術と比べると格段に精度が上がり、改善が進んでいるとはいっても、オフターゲットやモザイクといった技術的な問題は相変わらず残っている。HIVの感染予防という目的もゲノム編集以外で達成できる可能性はすでにあった。現段階で、ゲノム編集した受精卵を使って人間を誕生させることは明らかに間違っている。

現状ではゲノム編集ベビーの誕生は許されるものではないことを否定する人はほとんどいないはずである。しかし、先に見たように、ヒト生殖細胞に対するゲノム編集の研究利用はすでに積極的に開始されていた。それがゲノム編集ベビー誕生の素地をなしていたことは明らかである。基礎研究から臨床応用までは地続きであり、両者を分ける垣根は高くはない。ゲノム編集を重点項目とする中国の科学政策も追い風となったはずである。いずれにせよ、国際的な研究動向はゲノム編集ベビー誕生の歯止めとなるようなものではなかったというべきである。

再度確認すれば、第一回のヒトゲノム編集国際サミットの二〇一八年一二月三日付「声明」は、生殖系列細胞への臨床応用を時期尚早とした以外は、基礎研究・前臨床研究・体細胞臨床応用のいずれについても認める立場を打ち出した。そこには、現時点で許容される研究・応用を促進し、知識を蓄積することで、ペンディングとなっているヒト生殖系列細胞への臨床応用の適否についてよりよく判断できるはずだという見通しが認められる。

その声明を報じた同日の『ネイチャー・ニューズ』は基礎研究の禁止が呼びかけられなかったことに触れ、サミットの組織委員でもあったダウドナが、ヒト生殖細胞改変という「このアイデアについて、私たちは永遠にドアを閉じるようなことはしたくはないのです」と語ったことを伝えている。同誌は、そうした主流派の立場に対して、サミットにはあらゆるヒト生殖細胞改変に強い懸念を表明し、ヒトゲノム編集利用は体細胞だけに限定すべきだとする倫理学者や研究者がいたことも伝えている。にもかかわらず、そうした少数派の懸念は背後に追いやられた。ダウドナは二〇一六年にシャルパンティエとともにロレアル＝ユネスコ女性化学賞を受賞した際に受けた『ル・モンド』（八月二三日付）のインタビューの最後にゲノム編集ベビーの誕生という「悪夢」はいつの日か必ず起こるはずだと述べている。それは問題の「ドア」の開閉とは無関係な「悪夢」ということなのだろうか。

ともかく「ドアを完全には閉じない」という言葉にこのサミットで支配的だった考え方がよく示されている。同じ考え方は日本政府の生命倫理専門調査会での議論にも色濃く反映している。

●——「ドアは完全には閉じられていない」、日本におけるヒトゲノム編集

日本の内閣府の総合科学技術・イノベーション会議の下に生命倫理専門調査会が置かれている。調査会は二〇一六年からヒト受精胚に対するゲノム編集技術の利用について報告を随時発表してきた。それを受けて首相を議長とする総合科学技術・イノベーション会議が政府方針を出すことになる。

日本の政府も、現時点では、ヒト受精胚へのゲノム編集の臨床利用は容認できないことを明言してきた。しかし、その後の報告を見ると、ヒト受精胚へのゲノム編集の利用は次

第に容認の度を高めていることは間違いない。

まず二〇一八年三月に総合科学技術・イノベーション会議は生殖補助医療に資する基礎研究に関しては「余剰胚」に限ってゲノム編集研究の実施を認め、文科省・厚労省に指針の作成を促している。「余剰胚」とは生殖補助医療目的で体外受精によって作られたものの、子宮に戻されずに、使われないまま「余っている」胚を指す。研究者の間では普通に流通している言葉である。そのままだと廃棄されるのだから、同意が得られれば、使ってもいいというわけである。

それが翌二〇一九年の六月にはヒト受精胚のゲノム編集の用途として生殖補助医療だけではなく、遺伝子疾患予防などの開発を目指す基礎研究も含めることにし、研究目的で新たに受精卵を作成することも認める方針に変更される。

その会議の「報告」はおおよそ次のように述べる。「人の尊厳」の観点からヒト胚の作成やその破壊をともなう研究は「認められないことを原則とする」。しかし、健康と福祉に関する幸福追求の要請は「基本的人権」に基づくもので、その要請のために「例外的に認められる場合がある」。さらに、「ゲノム編集技術を含む近年の技術の急速な進展状況を踏まえれば、得られる科学的知見の増大を念頭に、例外としてヒト受精胚を用いた研究が認められる範囲は、従来に比して拡大する可能性がある」。念頭に置かれているのは「生殖補助医療、遺伝性難病等の根治的療法の開発」である。そのためにヒト受精胚ゲノム編集を利用することは科学的合理性と社会的妥当性があるというのである。

たしかに同じ哺乳類とはいっても、マウスの受精卵だけを調べても、ヒトについては分からないだろうし、研究者であればヒト受精胚にゲノム編集を用いて遺伝子発現を調べることは科学的合理性をもつと考えるだろう。ましてやそれが遺伝性難病等の根治的療法開発の可能性につながるとすれば、研究には社会的妥当性があることになるだろう。

この二〇一九年「報告」の特徴はゲノム編集によるヒト受精胚研究が例外的に認められる場合を検討するために、関連する生殖補助医療や遺伝性難病の具体的な名前をあげているところにある。これまでも見てきたように、具体的な個別のケースを考えていくと、新たな技術の利用を否定することは難しくなることが多い。誰でも個別の事情を知れば、同情したくなるし、同情しないのはひどい話に思えるはずだ。抽象的な一般論に終始すれば、当事者の声は無視される。それは確かに避けるべきひどい話である。

具体的、個別的な事例に集中していけばいくほど、社会的妥当性が認められ、それを突破口に科学的合理性の主張が肯定され、技術が推進されることになるはずである。しかし、最初は抵抗感や尊い犠牲が生じるにしても、それを乗り越えて新たな療法が確立されるはずだというのも、方向は逆にしてもひどい話につながる恐れはあるはずだ。ともかく、人間を対象とする遺伝子改変技術については次第にその容認の度を増していることは明らかだろう。

ミトコンドリア置換、遺伝的親が三人いる子ども?

総合科学技術・イノベーション会議の二〇一九年「報告」にはゲノム編集だけではなく、ヒト生殖細胞を対象とする「核置換技術」の使用容認も盛り込まれている。「核置換」は「ミトコンドリア置換」とも呼ばれている。

ミトコンドリアはエネルギーを生み出す働きをしており、その働きが低下するといろいろな障害が生じてくる。それをミトコンドリア病と呼ぶ。日本では難病に指定されている。この病気のなかには母親から子どもに遺伝するものがある。ミトコンドリアは母親の卵子からだけ受け継がれ、父親の精子のミトコンドリアは受け継がれないからである。

そこで考えられたのが核置換技術による治療である。病気の遺伝子をもつ女性の卵子から核だけを取り出し、別のミトコンドリア病をもたない女性の核を取り除いた卵子に移植し、融合させる。そうすれば、病気をもたないミトコンドリアをもつ卵子が出来上がる。その卵子を用いて受精卵を作り、出産にこぎつければ、子どもはミトコンドリア病にならな

図表19　3人の遺伝子を受け継ぐ体外受精技術

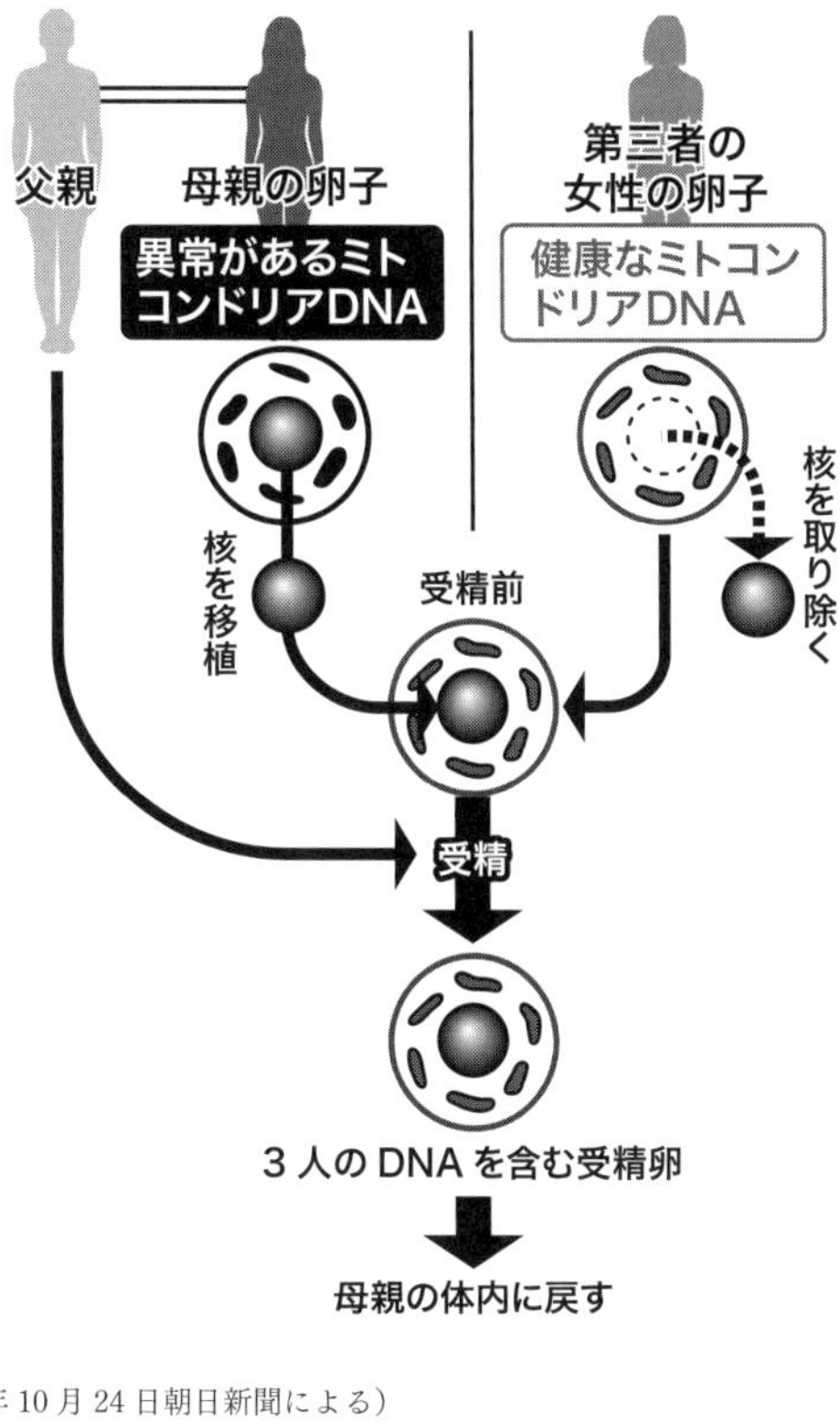

（2016年10月24日朝日新聞による）

ずに済むというわけである。しかし、その子どもには卵子の核を移植してもらった女性、核を除いた卵子を提供した女性、それに精子の提供者の男性という三人の遺伝的親がいることになる（図表19参照）。

この核置換あるいはミトコンドリア置換を世界で初めてイギリスが二〇一五年に法的に公認した。アメリカからはその翌年にこの方法ですでに子どもが誕生しているとの報告が出されている。

イギリスではミトコンドリアDNAはヒトゲノムと比べるとほんのわずかであること（すでに述べたように、そのDNAはヒトゲノムには含めないほどである）から、三人の親などという言い方は間違っているとされた。しかし、人間の遺伝的改変を認めることに変わりはない。量が少なければ無視してよいのだろうか。

日本の総合科学技術・イノベーション会議「報告」はミトコンドリア置換を容認した理由を科学的合理性と社会的妥当性によって説明している。細胞のなかにあるミトコンドリアの機能などを調べるにはヒトの卵子や受精胚を使わなければ分からない（科学的合理性）し、医学的恩恵への期待（社会的妥当性）もあるというのである。それはその通りだろう。今のところ、容認は基礎研究に限られている。しかし、社会的妥当性として医学的恩恵への期待があげられている以上、臨床応用も視野に収められていることは明らかである。それで英米の最先端に遅れずに済むはずである。

しかし現状ではこの置換についても技術的に安全性が保障されているわけではない。二〇一七年にはアメリカで報告された例について、核だけ提供の母親由来のＤＮＡが一部残っていたことを『ネイチャー』（四月六日号）が報じている。

生命科学の進展の少なくとも一部は人間の遺伝子改造へ確実に歩を進めている。遺伝子改変の対象は広がるばかりに見える。そうした動きの一例として「キメラ動物」についても触れておくべきだろう。

◉――ヒトの臓器をもつブタ、臓器移植用キメラ動物

日本ではクローン人間の誕生を禁止する「クローン技術規制法」（「ヒトに関するクローン技術等の規制に関する法律」）が二〇〇〇年に作られた。その法律にはクローン技術などによって人工的に作られる「特定胚」と呼ばれるものが定義され、子宮へ移植し、個体を生み出すことが基本的に禁止されている。この「特定胚」には、ヒトクローン胚、ヒト動物交雑胚、ヒト性融合胚、ヒト胚分割胚、ヒト胚核移植胚、ヒト集合胚、ヒト性集合胚、動物性融合胚、動物性集合胚の計九種類が列挙されている。

このうち動物性集合胚とは、動物の卵子と精子が受精してできる受精卵が分割し発生する胚に人間の細胞を注入して作られるものを指す。この特定胚については、二〇一三年の生命倫理専門調査会が動物の体内で人の臓器を作る基礎研究については容認する見解を打ち出していた。その後、文部科学省の専門委員会（特定胚等研究専門委員会・動物性集合胚の取り扱いに関する作業部会）が検討を重ね、二〇一八年に実際に動物性集合胚を動物の子宮に移植して、個体を産生することを認める方針が示された。文科省はそれに合わせて関連する指針を見直すことになった。

対象となる研究としては、人間の膵臓をもつブタを作るといったものが想定されている。まず膵臓がないブタになる受精卵を作り、代わりに人間の膵臓ができるようにそのブタの受精卵に人間のｉＰＳ細胞を入れて、動物性集合胚を作る。次にそれをブタの子宮に移植してやる。誕生にこぎつけられれば、人間の膵臓をもつブタが得られることになる。そうして出来上がった膵臓を臓器移植に利用しようというのである。

すでに詳しく見たように、臓器移植に必要とされる臓器は慢性的に不足している。臓器移植の適応がガンなどの一般的な病気（コモン・ディジーズ）まで広がっていることを考えると、移植用臓器が十分供給されるようになるとは考えにくい。そこで人間以外の哺乳類の臓器の移植がまず考えられた。実際にチンパンジー、オランウータン、ヒヒの心臓や肝臓などが移植されたこともある。また、臓器の大きさからするとブタが最適であるということで、移植用のブタの開発が試みられたこともあった。しかし、異種移植は拒絶反応や感染症などの対策が難しく、実用までには至っていない。そこで、拒絶反応が起こらないようにヒトの臓器をブタなどに作らせようというアイデアが登場した。患者のｉＰＳ細胞から臓器ができれば、移植しても拒絶反応は起こらないはずである。

体細胞から作られるｉＰＳ細胞（人工多能性幹細胞）を使えば、人間のさまざまな細胞や組織、さらには臓器を分化させることが原理的に可能である。すでに皮膚だった細胞をｉＰＳ細胞に変えて、拍動する心臓の細胞が作られている。マウスではｉＰＳ細胞やＥＳ細胞（胚性幹細胞）から精子と卵子が作られており、二〇一八年には中国でオスのマウスから作った卵子を受精させて、代理母出産までこぎつけたという報告も出されている。しかしｉＰＳ細胞からほとんどあらゆる細胞を作り出せるにしても、そこからさらに実験室内で臓器を作るというのは今のところかなり難しそうである。

そこでブタなどに人間の臓器を作らせようということになった。臓器は人間の臓器でも、作るのはブタだから、死の判定といった面倒も起こらないし、大量生産の体制が構築できれば、臓器不足も解消できるというわけである。二〇一七年には東京大学医科学研究所などのグループが膵臓のないラットの体のなかにマウスの膵臓を作り、それをマウスに移植したところ、移植直後の五日間以外は免疫抑制剤がなくとも膵臓が正常に機能したことが報告されている。

　現在はヒトの細胞をブタの細胞に定着させるといったものも含め、動物実験が行われているだけで、まだとても人間の臓器移植に試せる段階ではない。しかし、実験研究が積み重ねられ、やがて臓器不足は解消できることになるのかもしれない。

　ギリシア神話には頭がライオン、胴はヤギで、毒蛇のしっぽをもつキメラという怪物が登場する。キメラは口から炎を吐き、山火事を起こして歩いていたが、やがて英雄ベレロポンに退治されてしまう。動物性集合胚から誕生する個体はこの神話になぞらえて、キメラ動物と呼ばれる。キメラ動物は一つの個体の細胞が異種の遺伝情報をもつものを指す。ヒョウとライオンとの間に生まれたレオポンのような雑種とは違う。

　人間に有用であればキメラ動物はどんどん作成すればよいのかもしれない。ただし技術的安全性をクリアすることは、少なくとも当面は難しいだろう。安定して狙った臓器だけをヒトにするのがまず大変だ。ヒトの心臓をもつブタの脳にヒトの細胞が大量に入り込めば、そのブタはブタ人間にはならないのか。できた臓器が仮にヒトの臓器だとしても、それを移植して大丈夫という保証はどのようにして得られるのか。

　研究者はマウスの脳にヒトｉＰＳ細胞を入れる実験はすでに行われており、ブタ人間という空想はバカげているというかもしれない。かりにそれがまったくのバカげた妄想で、人間の心臓をもつだけのブタはブタにすぎないとしても、カズオ・イシグロが『わたしを離さないで』（ハヤカワepi文庫）で描いたような臓器移植用クローン人間とは違って、人間のためにいくらでも利用してよいということになるのだろうか。

二〇一八年の文科省の委員会での議論を報じた「ヒト動物「キメラ」研究解禁に慄然」という記事（『FACTA』二〇一八年四月）は、「上から目線の議論に終始」という小見出しをつけている。委員会での議論は専門家から見ればバカげた妄想にとらわれる素人をいかに啓蒙するかという問題に終始したように見えたというのである。しかし、科学はすでに人間とその社会を根底から覆しかねない力を獲得している。残念ながら、ゲノム編集研究にしろ、iPS細胞研究にしろ、素人は黙って、その成果を待っていればよい時代ではなくなっている。

「脇によけて道を空けろ」

進展する科学研究と倫理的分析の関係についてはさまざまな考え方がある。第一回ヒトゲノム編集国際サミットはヒトゲノム編集をめぐって六つの課題をあげていた。しかし、そうした問題について特に倫理的分析を行うことは科学技術にとっては不必要とする意見もある。前章でも触れたように、科学技術に伴う問題は科学技術的におのずと解決されるという主張はさほど珍しいものではない。

たとえば二〇一五年に心理学者のスティーヴン・ピンカーが発表した「生命倫理に対する道徳的命令」という文章である。論考はバイオテクノロジーにモラトリアムを課すことへの疑念から始められている。

病苦は人間にとって避けることのできない現実の一部とみなされてきた。しかし、ピンカーによると、そんなことはなく、ここ二〇年ほどで世界的に病苦による不幸は三五％ほども削減されてきた。背景には経済発展、それに医学の進歩がある。ゲノム編集技術も遺伝性疾患に対する新たな治療を実現し、さらなる削減に貢献するだろう。こうしたバイオテクノロジーの発展を前にして、倫理学に課せられる道徳的命令はただ一つ、「脇によけて道を空けろ」である。

倫理学はナチスの優生思想や小説『すばらしい新世界』や映画『ガタカ』などを持ち出して、生物医学研究が悪夢のような世界をもたらす恐れがあると言い立て、「尊厳」「神聖さ」「社会正義」といった原則を振りかざして研究に制限を課そうとする。しかし、そうした制限こそ、病苦からの解放を阻害するもので、非倫理的である。そもそも長期的な害については何も明確なことはいえない。モラトリアムを置き、立ち止まるのが最善だなどというのは単なる妄想にすぎない。妄想にすがって研究を遅延させれば、莫大な経済的損失が生じる。これまでの歴史的経験に照らしても、科学技術研究に何らかの制限を課そうとする試みはすべて有害だったのである。

今では人を対象とする実験についてインフォームド・コンセントが必要不可欠なものとなっており、すでに十分な安全策がある。科学技術研究はその自律的な歩みに任せて、推進されるべきである。もちろん、生物医学研究が最終的な解決策を打ち出せるという考え方は単純にすぎるだろう。だが、試行を継続することで、人間の不幸は漸減できる。そうした終わりなき試みを続ける生物医学研究に制限を課してはならない。経済発展に寄与できるのでない限り、倫理学、生命倫理は席を譲り、沈黙すべきだというのがピンカーの結論だった。

倫理的分析の必要性

もちろん、ピンカーに反論することも容易である。科学技術がプラスのみをもたらすというのはあまりにも楽観的だろう。ここでは、哲学者のマシュー・ベアードがネットに掲載した「生命倫理は道徳的命令である——スティーヴン・ピンカーへの反論」を参考にしながら、反論を列挙しておこう。

ピンカーがいうように、私たちの社会が科学技術の恩恵を被っていることは明らかであるし、科学技術の発展がデストピアをもたらすといったＳＦ的な恐怖を強調することはまずたいていは不適切である。しかしナチスの例を持ち出すまでもなく、問題のある実験が生じてきたのも歴史的な事実である。そもそも、アメリカやフランスなどで生命倫理と呼ばれる領域が形成された直接的なきっかけは、第二次世界大戦後の人間を対象とする医学実験の問題、その非倫理性にあった。先にあげたように、遺伝子治療に関しても米国のゲルシンガー事件（一九九九年）や二〇〇〇年代以降にフランスで明らかとなった重大な副作用（白血病）などがすぐに思いつく。そうした事例を思えば、安全策はすでに十分だと断言することなどできない。それにゲノム編集ベビー誕生のように、逸脱は常に起こりうる。ゲノム編集について技術上の困難は相変わらず残っているし、リスクの予測も難しい。インフォームド・コンセントによって被験者保護が図られているとはいっても、ゲノム編集がヒト胚等に利用された場合には当事者の出生児本人の同意取得は原理的に不可能である。

そもそも予測の難しさを言い立てるとバイオテクノロジーの楽観的予測に立脚するピン

カーのような主張も自壊するはずである。不確かさにもかかわらず、あるいは不確かさがあるからこそ、科学政策は策定の必要がある。問題の遺伝子改変の結果については、むしろ予測が立たないことが本質的である。しばしば指摘されるオフターゲットやモザイクといった技術上のリスクだけが問題なのではない。ヒトゲノム解読計画などによって遺伝子理解が進むにつれて、単純な遺伝子決定論は成り立たないことが確認されてきた。遺伝子を改変することでもたらされる悪影響について無視できる程度に収まるという保証はない。しかも、ゲノム編集による遺伝子改変は少なくとも現在のところ修復不可能で、その改変は将来世代に受け継がれる。原則主義的疑問は有効で不可欠なものなのだ。

ピンカーは生命科学に関する新しい技術が展開され、社会に定着すると、当初批判があってもことごとく消滅してきたかのように語る。しかし、科学研究や科学技術に関しては批判によらずとも自然に消滅した試みは無数にあった。一定の年月を経て生き残ってきたものだけを見れば、批判など無意味であったように見えるだけの話である。しかも優生保護法のように科学的に無意味であるはずの技術が惰性で残り、大きな害悪を及ぼし続けることもある。

さらにいえば、たとえ一定の技術がそれなりに社会的に受容されたからといって、すべての批判がなくなるわけではない。批判も事態の推移に合わせて、精錬されて残り続ける場合もある。また、よほど単純な功利主義的立場を受け入れるのでなければ、人間の幸福に資するとされるものがすべて受容可能なわけではない。それに最終的に幸福を生み出すからといって、すべてが受容可能なわけではない。目的が手段を浄化するとはとても言えそうにない場合は存在する。いうまでもなく、バイオテクノロジーがいかに人道的な目的に向かうものだとしても、その手段についてはなお倫理的な観点からの検討が要請されるのである。個別的、具体的な事例を持ち出すだけでは検討は十分とはならないだろう。

●民主主義的検討に向けて

では、どのような検討が考えられるべきなのか。まずは、検討の枠組み自体を考えておくべきである。

現在支配的な問題考察のモデルは、遺伝子組換え技術をめぐって一九七五年のいわゆるアシロマ会議において示された。会議を主催したのは第一回ヒトゲノム編集国際サミットと同じく、ボルティモアとバーグだった。

アシロマ会議の基本的な立場は次のようなものだ。社会的な害悪をもたらす恐れのある生命科学研究については、研究を行っている研究者自身が自主規制することを目指すべきである。科学者は自らの研究に予想されるリスクを科学的に把握し、その危険性に問題なく対処できるまでは科学者自身が自分たちの研究の遂行に一定の制限、モラトリアムを課そうというのである。こうした研究者自身による自主規制によって、科学研究と科学技術は発展させられるべきなのである。同じ考え方はヒトゲノム編集国際サミットにも引き継がれている。

たしかに生物医学研究の最先端の問題は高度に専門的であり、このアシロマ会議方式は不可避とも見える。研究の状況を知っている科学者が問題となるリスクを特定し、その評価をもとに場合によっては研究に自主規制をかける。それは確かに望ましいことではある。しかし、その方式には法的規制を回避する手段という側面もある。

一九七五年の会議当時、エドワード・ケネディ上院議員は次のように述べていた。

「科学者たちが自分たちの研究が社会に及ぼす影響の観点から考えようとしたことは称賛に値します。それは確かに称賛に値するのですが、しかし不十分でした。不十分だというのは、科学者たちだけがモラトリアムを設定する決定をし、科学者たちだけがそれを解除する決定をしたからです。けれども検討すべき問題点は彼らの技術的能力のはるかに遠くにまで及んでいます。彼らはじつのところ公共政策を作っていたのです。しかもそれを私的に作っていたのです」

アシロマ会議方式ではリスクは専門家のみが判断し、専門家以外の一般の人が抱く疑問や疑念はもっぱら専門的な知識の欠如、無知に帰せられ、時間を要する倫理的分析は脇に追いやられる。

ともかく、ゲノム編集をめぐる問題は、プラクティカルな監視体制の構築では終わらないはずである。もちろん、そうした体制を作ることは必要で、きわめて重要なことではある。しかし、それとともに私たちは、科学技術によってもたらされる未来世界について、あたうかぎりの想像を尽くすべきであり、それが可能となるように多様な視点からの議論を確保する必要がある。ゲノム編集による遺伝子改変がもたらす影響、そのリスク評価については直接的にその改変を担っている領域の専門家が評価するだけでは不十分なはずである。DIYバイオといったことも現実味があることを考えると、アシロマ会議方式の実験室内の自主規制だけでは不十分である。いわゆる遺伝子改変作物がそうした規制外で開発され、現実の自然の中に広がることになったことを思い出すべきである。まずはリスクを評価する専門家の範囲を拡大する必要がある。加えて、日本の場合、いわゆる審議会政治についても検討せざるをえないはずである。経済成長だけを目指すイノベーション政策がなお有効なのか、よく考える必要がある。

さらに遺伝子改変をめぐっては、「優生学」の問題を避けるわけにはいかない。「優生学」は人間という種の遺伝的性質の改良を目的とするあらゆる方法と実践として定義できる」というのが、優生学の提唱者ゴルトンの主張だった。これは国家による強制ではなくて、個人の自発的な選択の結果であれば肯定できるというものではないはずである。少なくとも、そうした選択が多様性の幅を極端に切り詰めるものであることに間違いはない。

たとえばゲノム編集技術の登場によって、重篤な遺伝性疾患治療の実現といった輝かしい未来が約束されているようにも見える。しかしだからといって自然への介入についての考察が不必要で、無視できるということにはならない。第一回のヒトゲノム編集国際サミットであげられた課題は現在でもそのまま残されている。リスクの問題は遺伝子改変が人類にもたらす影響の評価にまで及ぶ形で検討されるべきで、それに見合った民主主義的議論の方式を必要としているように思われる。

あとがき

自己決定権（プライバシーの権利）の法的重要性が最初に指摘されたのは、一九世紀の終わりのことだった。そのことを指摘した論文は、自己決定権の核心が、「ひとりにしておいてもらう権利」という意味での「生活を享受する権利」にあると述べている。

しかし、これまで見てきたように、生命倫理の議論では、自己決定権は「ひとりにしておいてもらう」ことを許さないような形で、使われてきた。自己決定とはいっても、多くの場合、その決定には、他人の命が巻き込まれていた。裏返していえば、わたしたちの社会は、自分の命について、ひとりにしておいてはくれない社会なのである。本書で詳しく取り上げた臓器移植法の改正も、そうした流れのなかにある。近年話題の「人生会議」やゲノム編集技術の利用を医学的恩恵への期待という「社会的妥当性」によって正当化する議論も同じことである。「本人の意思」はますます魔法の杖となっている。これは、はなはだ居心地の悪い事態であると思う。人それぞれ、本人が望んでいれば、何でも許されるように見えながら、望みの先はがっちりと決められているからである。決めているのは多くは経済的動機であるので、なおさら居心地が悪い。

ともかく、素人が次つぎに出てくるさまざまな問題につきあいながら、知識のパッケージ化の進行が予想させる人間の未来について想像力を働かせ、問うことが必要だと思う。そのことを再度、確認しておくことにしたい。

本書の初版は二〇〇九年に刊行された。それから一二年が経ち、新版を出す機会を与えられ、かなり短期間に全体を見直すことにした。その結果、初版で一〇章であったものが、一四章となった。新たに書き加えたのは第二章、第五章、第一〇章、第一四章である。それ以外の一〇章は削除の必要性も検討したが、結局、できるだけ修正を加え、すべて残す形となった。資料的には今となっては古めかしいところもあるかもしれないが、それぞれ残しておくことに、生命倫理と呼ばれる議論への導入書としては、それなりの意味があるように思われたからである。

最後に、本書を書くきっかけを与えてくれた畏友、東京大学の小松美彦氏と、各章のタイトルをはじめさまざまなアイデアで、なかなかできあがらぬ原稿に助け舟を出してくださった編集部の藤田浩芳氏、それにフランスでの議論についていつも親切に教えていただいているフランス・デカルト研究センターのアニー・ビトボル＝エスペリエス博士（D. Annie Bitbol=Hespériès）に感謝の言葉を記しておきたい。

二〇二一年三月

香川知晶

参考文献についての付記

本書の初版で取り扱った問題の多くについては、拙著『生命倫理の誕生』(二〇〇〇)、『死ぬ権利』(二〇〇六)(いずれも勁草書房)にその典拠を示してある。

なお、今回の増補新版で特に参考にした文献のうち、本文中で言及できなかったものを以下に列挙しておく。

上野千鶴子『在宅ひとり死のススメ』二〇二一、文春新書

岡村美保子「旧優生保護法の歴史と問題―強制不妊手術問題を中心として―」二〇一九、『レファレンス(The Reference)』八一六号

小野多加江「日本における生殖補助医療の倫理的諸問題の分析―AID技術導入者の言説調査―」二〇一六、『生命倫理』二六―一

香川知晶「ヒト生殖系列細胞の遺伝子改変と「尊厳」概念―科学パターナリズム・アシロマ会議方式覚書―」二〇一七、『思想』一一一四

香川知晶「われわれはいかなる世界を望むのか――フランス生命倫理法改正と保健医療民主主義」二〇一九、『現代宗教　2019』

香川知晶「ヒトゲノム編集をめぐる倫理問題のあり方」二〇二〇、『学術の動向』二五－一〇
ジョンセン（細見博志訳）『生命倫理学の誕生』二〇〇九、勁草書房
千葉紀和・上東麻子『ルポ「命の選別」——誰が弱者を切り捨てるのか？』二〇二〇、文藝春秋
非配偶者間人工授精で生まれた人の自助グループ・長沖暁子（編）『ＡＩＤで生まれるということ——精子提供で生まれた子どもたちの声』二〇一四、萬書房
毎日新聞取材班『強制不妊——旧優生保護法を問う』二〇一九、毎日新聞出版
美馬達哉『感染症社会—アフターコロナの生政治』二〇二〇、人文書院
宮下洋一『安楽死を遂げるまで』二〇一七、小学館
柳原良江「フェミニズムの権利論」、田上孝一（編）『権利の哲学入門』二〇一七、社会評論社
米本昌平・松原洋子・橳島次郎・市野川容孝『優生学と人間社会——生命科学の世紀はどこへ向かうのか』二〇〇〇、講談社現代新書

ディスカヴァー携書 227

命は誰のものか　増補改訂版

発行日　2021年4月25日　第1刷

Author　香川知晶

Book Designer　石間　淳
Illustrator　Ron Waddams／Bridgeman Images／amanaimages
Publication　株式会社ディスカヴァー・トゥエンティワン
〒102-0093　東京都千代田区平河町2-16-1 平河町森タワー11F
TEL　03-3237-8321（代表）03-3237-8345（営業）
FAX　03-3237-8323
http://www.d21.co.jp

Publisher　谷口奈緒美
Editor　藤田浩芳

Store Sales Company
梅本翔太　飯田智樹　古矢薫　佐藤昌幸　青木翔平　小木曽礼丈　小山怜那
川本寛子　佐竹祐哉　佐藤淳基　竹内大貴　直林実咲　野村美空　廣内悠理
高原未来子　井澤徳子　藤井かおり　藤井多穂子　町田加奈子

Online Sales Company
三輪真也　榊原僚　磯部隆　伊東佑真　川島理　高橋雛乃　滝口景太郎
宮田有利子　石橋佐知子

Product Company　大山聡子　大竹朝子　岡本典子　小関勝則　千葉正幸　原典宏　藤田浩芳
王廳　小田木もも　倉田華　佐々木玲奈　佐藤サラ圭　志摩麻衣　杉田彰子
辰巳佳衣　谷中卓　橋本莉奈　牧野類　三谷祐一　元木優子　安永姫菜
山中麻吏　渡辺基志　小石亜季　伊藤香　葛目美枝子　鈴木洋子　畑野衣見

Business Solution Company
蛯原昇　安永智洋　志摩晃司　早水真吾　野﨑竜海　野中保奈美　野村美紀
林秀樹　三角真穂　南健一　村尾純司

Ebook Company　松原史与志　中島俊平　越野志絵良　斎藤悠人　庄司知世　西川なつか
小田孝文　中澤泰宏　俵敬子

Corporate Design Group
大星多聞　堀部直人　村松伸哉　岡村浩明　井筒浩　井上竜之介　奥田千晶
田中亜紀　福永友紀　山田諭志　池田望　石光まゆ子　齋藤朋子　福田章平
丸山香織　宮崎陽子　青木涼馬　岩城萌花　内堀瑞穂　大竹美和　越智佳奈子
北村明友　副島杏南　巽菜香　田中真悠　田山礼真　津野主揮　永尾祐人
中西花　西方裕人　羽地夕夏　平池輝　星明里　松川実夏　松ノ下直輝　八木眸

Proofreader　文字工房燦光
DTP　アーティザンカンパニー株式会社
Printing　共同印刷株式会社

ISBN978-4-7993-2729-6

携書ロゴ：長坂勇司
携書フォーマット：石間　淳